DREI MAHLZEITEN UND DAZWISCHEN IST LEBEN

ROSEL BÄKER mit JÜRGEN BOSBACH

DREI MAHLZEITEN UND DAZWISCHEN IST LEBEN

ROSELS TISCH
IN DER PSYCHOSOMATISCHEN KLINIK
BAD HERRENALB

SANTIAGO VERLAG

SANTIAGO VERLAG Joachim Duderstadt e.K.
Asperheide 88 D 47574 Goch
Tel. 02827 5843
Fax: 02827 5842
E-Mail: mail@ santiagoverlag.de
www.santiagoverlag.de

Umschlaggestaltung: Sarah Well, Welldesign Goch

Gesamtherstellung: Buchwerft Breitschuh & Kock GmbH, Kiel
Printed in Germany EEC

1. Auflage 2010

ISBN 978-3-937212-36-4

INHALT

EIN GRUSS VON WALTHER H. LECHLER

STATT EINES VORWORTS …EIN BRIEF 7
Rosel Bäker NEUSATZ/ BAD HERRENALB ……….. 9
DIE FRÜHEN JAHRE…………………………………… 13
ERSTE GEHVERSUCHE IN DER PSYCHOSOMATIK 23
BEOBACHTEN UND KOMMUNIZIEREN ………… 41
ESSSTÖRUNGEN ………………………………………. 49
EINDRÜCKE AUS DEM GESPRÄCH MIT ROSEL … 55
FORTS. DES INTERVIEWS ÜBER ESSSTÖRUNGEN 56
SCHRITTE ZUR WEGFINDUNG…………………….. 61
WIE DIE ARBEIT MIT EINEM GAST BEGINNT ….. 63
WAS MIR KLINIKGÄSTE ZURÜCKMELDEN …….... 77
ZWISCHEN-BRIEF ……………………………….... 82
THEMEN AUS DEN GRUPPENSTUNDEN ………… 84
ASPEKTE VON ESSSTÖRUNGEN ………………….. 97
ZWISCHENBETRACHTUNG DES GHOSTWRITERS 114
SPIRITUALITÄT ………………………………………. 122
NOCH EIN BRIEF …………………………………….. 126
Rosel Bäker NACHWORT ………………………............ 129
ZWÖLF SCHRITTE GRUPPEN …………………….... 131

Liebe Rosel,

wenn ich Deine Erinnerungen höre, wird es mir ganz warm ums Herz. Eine gütige Fügung hat uns in der psycho-somatischen Klinik Gengenbach gleich von Anfang an immer enger zusammen geführt. Unsere Lebensgeschichte ist eine Liebesgeschichte geworden. Eine Liebesgeschichte mit dem Leben.

Ohne auch nur einen Moment zu zögern bist Du mit mir in eine zunächst ungewisse Zukunft in die zu schaffende neue Klinik in Bad Herrenalb gegangen. Dort wurden wir – über Höhen und durch Tiefen – wundersam in die Richtungen geführt, die so tief berührend aus Deinen Erinnerungen anklingen. Wir haben Wege und Weisen entdecken und in unserem täglichen Tun vertiefen dürfen, die der Stamm der Wolof im Senegal so tief empfunden und einmalig in wenigen Worten zum Ausdruck bringt: Nit nit ay garabam – Der Mensch ist des Menschen Arzenei. Inzwischen ein geflügeltes Wort in ganz Afrika.

Und Paracelcus betont: „Und der Arzeneien höchste ist die Liebe." Wer würde, wenn er in diese Erfahrung in sich inkarnieren durfte noch zögern, sich schlussendlich das Leben mit vollen Händen zu nehmen, das uns in Hülle und Fülle in jedem Augenblick zusteht.

Dein Walther (H. Lechler)

STATT EINES VORWORTS ...
EIN BRIEF

Liebe Rosel,

ich freue mich sehr, von Dir zu hören. Ich freue mich auch darüber, dass du ein Buch schreibst. - Deine Erfahrungen mit den vielen „Essern" und Deinem Instinkt diesbezüglich schätze ich ja sehr. Darum unterstütze ich Dich gerne und Du hast meine Erlaubnis, dies abzudrucken!
Ich lerne viel über mich seit Herrenalb und fühle mich wie auf einer Reise mit zwei Koffern - und alles andere - habe ich zurückgelassen.
Das Essen war mir immer ein Anker und es hat mir schnell meine Wünsche erfüllt und ich war ja mal so glücklich…. Alles vorbei, alles nur geträumt.
Jetzt weiß ich, dass es um mich geht und dass ich mich nie getraut habe, zu mir zu stehen und für mich zu leben, so wie mein Leben gerade ist, jetzt ist. Mit all der Scham und der Bedürftigkeit.
Ich wollte immer nur geliebt werden von anderen.
Es ist mir einfach zu anstrengend geworden, weil es ja nie reicht. Ich bin es wirklich leid. Vielleicht ist das mal ein Anfang für den „ersten Schritt"?
Ich bin der einzige Mensch auf der Welt, der mich wirklich liebt. Und ich freue mich darauf, mich immer mehr kennen zu lernen und zu verstehen, warum ich handle wie ich handele, - wenn ich unkontrolliert Essen in mich hineinstopfe.

Es sind die vielen Schichten meiner Persönlichkeit, die ich versteckt habe, die vielen Chancen, die ich vertan habe mit dem Essen. Gott liebt mich. Das weiß ich ganz genau. Und er hätte mich anders gemacht, hätte er mich anders gewollt.

Gott steh´ Dir bei, wenn Dein Buch ein Knüller wird.

Sei umarmt und viel Glück!

Rosel Bäker

NEUSATZ / BAD HERRENALB

Es ist Ende Januar und draußen schneit es unentwegt. Hier oben auf dem Berg, sechs Kilometer von der Psychosomatischen Klinik Bad Herrenalb entfernt, ist mein Zuhause. Von meinem Fenster aus sehe ich den winterlichen Schwarzwald, aber auch, wie eiskalte Böen den frischen Schnee herumwirbeln. Mein Lieblingswetter ist das nicht, denn mein Rheuma hat mich etwas unsicher auf den Beinen werden lassen und so ziehe ich es vor, in der gemütlichen Wärme meiner Wohnung zu verweilen. Für mich ist die augenblickliche Abgeschiedenheit ein hilfreicher Anlass, endlich das versprochene Buch zu schreiben. Immer wieder wurde ich von ehemaligen Klinikgästen gefragt, ob es nicht an der Zeit sei, meine über vierzigjährige Erfahrung als Gründungsmitglied der Bad Herrenalber Klinik, als Pflegedienstleiterin und als Begleiterin von Menschen mit Essstörungen, niederzuschreiben. Da ich mich jedoch mehr als Praktikerin sehe und weniger als Autorin, bat ich Joachim Duderstadt vom Santiago Verlag und seinen Freund Jürgen Bosbach als „Ghostwriter", mir bei der Schreibarbeit behilflich zu sein. Die beiden waren, nachdem ich ihnen den von mir gedachten Inhalt vorstellte, sofort bereit, sich einzubringen und so konnte mit Hilfe dieser beiden Helfer das Buchprojekt Gestalt gewinnen.

Mir wurde bei dieser Beschäftigung noch einmal sehr deutlich, dass ich nach all den Jahren intensiver Begegnung mit Menschen in seelischer Not durch die Zusammenarbeit mit Walther Lechler und all seinen Nachfolgern, den vielen fruchtbaren kollegialen Gesprächen und vor allem auch durch die Arbeit an mir selbst einen Reifegrad erreichen konnte, der mir fundierte, klare und einfach zu verstehende Aussagen ermöglicht. Ich kann jetzt von mir behaupten, dass ich etwas zu sagen habe. Doch bevor ich mein eigenes Leben beschreibe, über die Anfänge der Kullenmühle berichte, auf die Entwicklung und Praxis psychosomatischer Konzepte eingehe, den Aufbau und die Entwicklung meiner seit 1970 angebotenen Begleitung und Beratung der essgestörten Gäste darstelle, möchte ich mich zuallererst bedanken.

Ich möchte den Klinikgästen danken, deren Leben, deren Einstellung und deren Lösungsweg ich habe kennenlernen dürfen. Ihr habt mein Leben bereichert und ich habe von euch allen lernen können. Ich möchte den Ärzten der Klink danken: für die vertrauensvolle und förderliche Zusammenarbeit der letzten vierzig Jahre. Und ich bedanke mich bei den vielen Kolleginnen und Kollegen der jeweiligen Gesamtteams, die meinen Weg fruchtbar begleitet haben. Allen verdanke ich, dass ich mich reich fühlen darf. Durch die Gemeinschaft mit euch allen, kann ich auf ein pralles und bewegtes Leben zurückblicken, in dem ich mich gefunden habe und in dem ich gelernt habe, dass jeder Mensch für die Gestaltung seines Lebens selbst verantwortlich ist. Mit euch gemeinsam wurde ich zur Zeitzeugin eines Wandels in der Arbeit mit Menschen. Wurde in der früheren Psychiatrie, die ich als junge Krankenschwester erfuhr, der Patient noch als Objekt ärztlichen Handelns gesehen, dessen Symptome im Vordergrund standen und dessen Persönlichkeit dabei allzu oft übersehen wurde, weil die Psychiatrie damals diagnostisch das "Defizitäre" eines Menschen in den Vordergrund rückte und seine Möglichkeiten zur eigenständigen Lebensführung übersah, so begann in der Psychosomatik die Begründung einer professionellen Haltung, in der erst der Mensch gesehen wurde - und dann erst das Symptom.

Erst kommt der Mensch, dann das Symptom!
Welche Persönlichkeit begegnet mir?
In welchen Beziehungen lebt dieser Mensch?
Welche Stärken und Schwächen sind ihm zu Eigen?
Welche Ziele hat er?

Mit Beginn der Arbeit in der Kullenmühle, der ersten Bad Herrenalber psychosomatischen Klinik unter Walther Lechler, wurde der Gast, wie fortan der Patient genannt wurde, selbst wieder zum Experten seines eigenen Lebens, der in der therapeutischen Gemeinschaft der Klinik Hilfen annehmen - oder es auch lassen konnte. Uns interessierte von vorn herein die Persönlichkeit, die in ihrer Not eine Selbstveränderung wagen wollte. Und somit waren wir alle bereit, uns selbst, gemeinsam mit den Gästen, auf der Basis der Einstellung, dass die Einzelpersönlichkeit Achtung verdient, in einem langen Prozess zu verändern. Davon will ich in diesem Buch berichten.

Aber natürlich werde ich auch den vielfach geäußerten Wunsch erfüllen, mein Leben und meinen Werdegang zu beschreiben. Ich werde auf die Geschichte des Bad Herrenalber Modells, wie ich sie erleben durfte, eingehen. In einem gesonderten Kapitel stelle ich etwas ausführlicher mein Angebot "Beratung und Begleitung bei Essstörungen" und dessen Begründung dar.

Als Leserin/Leser erwartet dich folglich kein Fachbuch, sondern mein ganz persönlicher und subjektiver Bericht einer über vierzigjährigen, innigen Verbundenheit mit dem Bad Herrenalber Modell und mit den Menschen, die es prägten. Und nun wünsche ich mir, dass ich mit meiner Arbeit den vielen Ehemaligen das geben kann, was sie von mir erhoffen, dass ich den gegenwärtigen und zukünftigen Klinikgästen Anregung biete und dass auch meine vielen Kollegen und Kolleginnen Augenblicke der Heiterkeit mit diesem Büchlein erleben können. Mit meiner Beschreibung präsentiere ich meinen persönlichen Weg, meine eigenen inhaltlichen Bewertungen und Vorgehensweisen. Es gibt andere Fachleute, die ergänzende und andere Ansätze zu bieten haben. Ihnen versichere ich meine Wertschätzung - und dass ich ihre Erkenntnisse in meine Haltung mit einfließen lasse. Beispiele und Formulierungen sind meine eigenen, auch wenn sie in der Literatur schon zu lesen waren/sind.

Rosel Bäker
Neusatz, im Januar 2010

DIE FRÜHEN JAHRE

Deutschland war geteilt in Ost und West und ich wuchs in jenem Teil auf, der nach dem zweiten Weltkrieg von der Roten Armee besetzt worden war. Aus der damaligen Ostzone entstand die DDR, in der eine sozialistische Gesellschaft verwirklicht werden sollte. Es entstand ein Staat, in dem der real existierende Sozialismus die Menschen in ihrer Selbstbestimmung einschränkte. Als kleines Mädchen, welches in Burg bei Magdeburg lebte, war mir dieser Tatbestand so wenig wichtig wie die Frage, ob in China ein Sack Reis umfällt. Meine Welt war die meines Elternhauses. Die Welt mit einem wunderbaren Vater, den ich über alles liebte und von dem ich geliebt wurde. Selbst nach neunundsechzig Jahren ist vor meinem geistigen Auge das Gesicht meines Vaters immer noch klar sichtbar. Die Erinnerung an ihn ist mit dem Gefühl von größter Geborgenheit verbunden. Als fünfjähriges Mädchen glaubte ich wahrscheinlich, dass mir die väterliche Zuwendung für mein gesamtes Leben erhalten bleiben würde und genoss es, wenn ich am frühen Morgen ins elterliche Bett durfte. Mit meinen Eltern schmusen zu dürfen, war wie der Himmel auf Erden. Alles, was meine Eltern mir gegenüber ausstrahlten, beinhaltete die Botschaft, dass ich auf der Erde willkommen war und das ich, so wie ich war, liebenswert war. Während ich mich von ihnen derart behütet erlebte, war die politische Großwetterlage durch den kalten Krieg zwischen West und Ost, zwischen Kapitalismus und Sozialismus, wie es im Osten hieß, geprägt. Dazu gehörte auch, dass auf dem Gebiet der damaligen DDR größere Verbände der Roten Armee stationiert waren. Die Stadt Burg mit ihrem mittelalterlichen Flair beherbergte in der alten Kaserne russische Soldaten, die unser Stadtbild mitbestimmten.

Erst später, als Erwachsene, erfuhr ich von den sehr strengen und entbehrungsreichen Bedingungen innerhalb der russischen Armee. Jedenfalls kam es vor, dass russische Soldaten unter der dauernden verletzenden rohen Behandlung litten und trotz der hohen Strafandrohung flüchteten. Eines Tages drang eine Gruppe Deserteure in unser Haus ein. Ich lag in meinem Kinderbett und der Lärm der Eindringlinge machte mir Angst. Sie suchten bei uns Zivilkleidung, um unerkannt weiterkommen zu können. Weil ich vor Angst schrie, wie wahrscheinlich auch jedes andere fünfjährige Kind geschrien hätte, trat einer der Soldaten an mein Bett und hielt mir den Lauf seiner Pistole ins Gesicht. Von diesem Moment ist mir die Bohrung des schwarzen Pistolenlaufes als unvergessliches Bild in Erinnerung geblieben - und der Augenausdruck des Soldaten. Diese Augen, die mich anblickten, brannten sich fotografisch für immer in meinem Gedächtnis ein. Dann wurde es plötzlich noch lauter. Mein Vater griff ein, wohl um mir zu helfen - und mehrere Schüsse fielen. Die Soldaten waren vermutlich in Panik geraten. Einer gab drei Schüsse auf meinen Vater ab. Weitere Schüsse trafen unseren Dielenboden im Flur. Sie blieben dort stecken und sollten mich noch Jahre danach in einer schlimmen Weise immer wieder daran erinnern, wie mein Vater ums Leben kam. Eine Kugel hatte die Lunge meines Vaters getroffen, eine weitere steckte im Bauch und die dritte in der Niere. Es gelang noch, meinen Vater ins Krankenhaus zu bringen, wo er kurz nach seiner Ankunft an den Folgen der Schüsse verstarb. Mein Vater war ermordet worden und ich war damit emotional verlassen, aber auch schwer belastet, denn meine Mutter warf mir später immer wieder vor, dass die Soldaten meinen Vater nur aufgrund meines Schreiens getötet hätten. Bis zu der Ermordung meines Vaters lebte ich in einer ungetrübten Mutter-Kind-Beziehung. Doch die wirtschaftliche Not, die meine Mutter als Witwe bewältigen musste, ihre Trauer und ihr Verlassensein mündeten manchmal in ungerechtes Verhalten mir gegenüber.

Ich möchte die Kälte, die meine weiteren kindlichen Jahre begleiteten, nicht unnötig ausbreiten und deshalb nur auf einige

Erlebnisse beschränken. Im psychoanalytischen Jargon war ich für meine Mutter, auch im Vergleich zu meiner Schwester, sicher das ungeliebte Kind. Aber ich war auch ein starkes, ein widerspenstiges Kind. In mir war genügend Kraft vorhanden, um meinen Weg finden zu können, vielleicht auch Trotz. Obwohl mir meine Mutter sagte, dass ihr ein Stück Leberwurst lieber wäre als ich, weil sie sich damit wenigstens mal satt essen könne, ging ich meinen Weg. Diese Äußerung entstand aus der Not heraus, es gab wenig zu essen. Die Abschnitte der Lebensmittelkarten für die einzelnen Produkte waren schnell verbraucht – und dann gab es nichts mehr. Bis zum Tod meines Vaters war die Welt noch in Ordnung. Danach gab es eine seelische Not in mir, die meine Mutter mitunter noch verstärkte. So musste ich, wenn sie mich bestrafen wollte, einige Male auf den Dielen, in denen noch die Einschusslöcher verblieben waren, sitzen und über mich und meine vermeintliche Schuld nachdenken. Doch war ich auch in meinem kindlichen Zustand schöpfe-risch genug, um mir Trost zu suchen. In der evangelischen Gemeinde meiner Heimatstadt gab es einen Pfarrer von großer, hagerer Gestalt. Er trug einen langen weißen Spitzbart und nährte damit meine Fantasie, dass er Gott sei. Nie habe ich meine Vorstellung, Gott sozusagen persönlich getroffen zu haben, einem anderen Menschen anvertraut. Auch ist kaum anzunehmen, dass dieser nette Pfarrer meine Projektion erahnte. Ich sah ihn ganz einfach nur aus der Distanz an und fühlte mich dadurch geborgen. Welches Kind hat denn auch schon Gott in einer solch persönlichen Weise zur Verfügung?

Eines Tages passierte etwas, das ich bis zum heutigen Tag nicht genau einordnen kann. Es war Nikolausabend. Da betrat eine ganz in Weiß gekleidete Nikolausgestalt unser Haus und reichte mir wortlos einen Apfel und ein paar Socken. Er sprach während seiner Anwesenheit kein einziges Wort. Lediglich über seine Augen kommunizierte er mit mir. Ich glaubte, genau jene Augen wiederzuerkennen, die mich drei oder vier Jahre früher angestarrt hatten, als ich in meinem Kinderbett schrie und damit einhergehend mein Vater erschossen wurde. Für mich waren es die Augen des Mörders, der versuchte, in der Gestalt des Nikolaus eine Art Wiedergutmachung zu leisten. Er sprach kein Wort - und ich blieb still. Wahrscheinlich wussten wir beide, was hier gerade passierte. Aber wirklich beweisen konnte ich meine empfundene Gewissheit nicht. Erstaunlicherweise kannte ich kaum Angst.

Öfter hatte ich Begegnungen mit russischen Soldaten, zum Teil sehr freundliche. Bei hohem Schnee wurde ich einmal sogar von einem Panzer nach Hause gefahren. Ohne Furcht sagte ich ihnen, dass einer von ihnen meinen Vater ermordet habe und ich vermute, sie nahmen mich damit ernst und glaubten mir meine Aussage. Ohnehin war ich ein Kind, das gelernt hatte, eine mögliche Angst in Widerstand zu verwandeln. Ich war einfach dagegen, von einem erwachsenen Menschen gedemütigt zu werden. Meine Mutter befand es zeitweise für richtig, mich in den Keller einzusperren. Da saß ich nun in der Finsternis und grollte ihr. Bald jedoch fielen mir die vielen Einmachgläser auf, die dort in den Regalen lagerten. Als Kind muss man essen, dachte ich, und öffnete eine Menge dieser Gläser, die wunderbare Köstlichkeiten enthielten. Besonders lecker waren die Kirschen, von denen ich zwei oder drei zuviel aß. Mit der Folge des bekannten Zwickens im Bauch und den anschließenden, unvermeidlichen häufigen Toilettengängen. Meine Mutter allerdings beschloss daraufhin, den Keller als künftiges Verließ für mich zu streichen. Stattdessen entdeckte sie den Dachboden als „Strafraum“. Als ich dann von ihr wegen irgendeiner harmlosen Geringfügigkeit auf dem Dachboden Einzelhaft erhielt, nahm ich die dort zum Trocknen gelagerten Nüsse und warf sie aus dem Dachfenster den draußen spielenden Kindern zu. Solange, bis die letzte Nuss erfolgreich verteilt worden war.

Die Jahre gingen dahin und eine neue Entscheidung war zu treffen. Als Fünfzehnjährige stand ich vor der Wahl, mich für die Jugendweihe oder für die Konfirmation in der evangelischen Kirche entscheiden zu müssen. Die Entscheidung für die Jugendweihe hätte auf jeden Fall mehr Förderung für mich bedeutet. Gerne hätte ich damals mit einer naturwissenschaftlichen

Ausbildung begonnen, um in einem Labor arbeiten zu können. Doch ich wollte mir treu bleiben und ließ mich konfirmieren. Nicht zuletzt weil der Pfarrer, der, wie bereits erwähnt, mein heimlicher Gott-Vater war, mir imponiert hatte. Die Konsequenz meiner Entscheidung auf der formalen Ebene war simpel. Bestimmte Ausbildungswege wurden mir dadurch verwehrt. Durch einen Zufall erhielt ich Gelegenheit, als Praktikantin in der Krankenpflege mitarbeiten zu dürfen. Ich merkte plötzlich, dass mir diese Arbeit gefiel und war begierig, mehr zu lernen. Die menschliche Anatomie, die Physiologie, die Wirkung von Medikamenten, die Wundheilung und der tägliche Patientenkontakt faszinierten mich. Und so fiel mir die Entscheidung leicht, Krankenschwester werden zu wollen. Als ich dann endlich als Krankenschwester meinen Lebensunterhalt selbst bestreiten konnte, merkte ich, wie stark der Wunsch in mir war, aus meinem Leben mehr zu machen, als in der Umgebung Magdeburgs einen zwar schönen Beruf auszuüben, aber dabei immer auf der Hut sein zu müssen, mit der politischen Meinungsbildung der DDR nicht allzu sehr auf Konfliktkurs zu gehen. Obwohl ich kein politisch denkender Mensch war, störten mich die begrenzten Entwicklungsmöglichkeiten. Wie ich mir jedoch meine weitere Entwicklung vorstellte, hätte ich damals nicht sagen können. Eher war ich eine Suchende, die sich nach einem sinnvollen und erfüllten Leben sehnte, ohne genau zu wissen, wie das für mich sein könnte.

1960 erhielt ich die Chance, in den Westen reisen zu dürfen. Meine Mutter erhielt die Genehmigung, meine ältere Schwester in Freiburg/Breisgau zu besuchen. Da meine Mutter bereits die ersten Altersgebrechlichkeiten aufwies, gestatteten mir die Behörden, meine Mutter in die BRD begleiten zu dürfen.

Jetzt war ich im Westen. Ich wusste bereits vor meiner Ausreise, dass ich keine Rückfahrkarte mehr brauchen würde. Doch wie ich im Westen würde leben können (und wollen), das lag außerhalb meiner genauen Vorstellungskraft. Pragmatisch legte ich kurz nach meiner Ankunft in Freiburg los. Allen Ämtern und zuständigen Instanzen teile ich meinen Entschluss mit, in der

Bundesrepublik bleiben zu wollen. Lediglich gegenüber meiner Mutter, meinem Schwager und meiner Schwester verheimlichte ich meinen Plan. Seelisch aufgewühlt und zugegebenermaßen auch etwas planlos und wohl auch voller Traurigkeit, ging ich in Freiburg auf den Schlossberg. Innerlich unsicher und von einem heftigem Einsamkeitsgefühl betroffen setzte ich mich auf ein Mäuerchen der alten Festungsanlage. Für einen Augenblick beschäftigte mich der Gedanke, dass ich hier und jetzt meinem Leben ein Ende setzen könnte. Ich konnte an meine Vergangenheit nicht mehr anschließen und eine unsichere, unbekannte Zukunft, ohne ein menschlich warmes Nest lag vor mir. Die Traurigkeit, die mich in diesem Augenblick auf der Mauer erfasste, war keine Sache des Verstandes, sondern auch Ausdruck meiner Beziehungslosigkeit. Damals jedoch war ich in einer Verfassung, in der ich diesen Teil von mir selbst noch nicht verstehen konnte. Der Schmerz, den ich empfand, ließ mich weinen und man darf es ruhig Fügung nennen, dass mich plötzlich eine Frau ansprach, ob sie mir helfen könne. Als ich den Kopf ein wenig anhob, um zu sehen, wer da mit mir sprach, stand eine Nonne vor mir. Ein Gesicht sah mich an, in dessen Ausdruck Freundlichkeit und Energie standen. Vor allem aber auch Ernsthaftigkeit. Diese Frau signalisierte unmissverständlich, dass sie ihr Angebot an mich ernst meinte.

Vielleicht könnt ihr euch denken, wie ich reagierte. Ich war durch meinen bisherigen Lebenslauf eine trotzige Einzelkämpferin geworden, die ihr Inneres vor anderen Menschen verbarg. So sagte ich kurzerhand, dass mit mir alles in Ordnung sei, was soviel bedeutete, dass ich keinesfalls Hilfe benötigen würde. Die freundliche Nonne akzeptierte dies und ging einige Schritte davon. Jetzt passierte unerwartet etwas, das in meinem Leben eine entscheidende Wende einleitete. Die Ordensfrau kehrte nämlich zurück und fragte, ob sie sich neben mich setzen dürfe. Innerhalb weniger Minuten brach mein angesammeltes Elend aus mir hervor. Der Schmerz, meinen Vater verloren zu haben, war auf einmal wieder fühlbar. Mit Macht sprudelten die demütigenden und auch aus der Verzweiflung heraus entwertenden Verhaltensweisen meiner Mutter, die ich ertragen hatte, und das ein und andere mehr aus dem „Überdruckbehälter“ heraus, der ich geworden war. Die geduldig zuhörende Nonne hielt meinen Schmerz aus, bis er nachließ und sie mich dann irgendwann fragte, was ich denn jetzt weiter vorhabe. Ihr erzählte ich, als Krankenschwester arbeiten zu wollen - und ehe ich mein Glück wirklich begriff, hatte ich einen Arbeitsplatz und trug eine Schwesterntracht. Die Nonne, die Pflegedienstleiterin einer großen Freiburger Klinik war, stellte mir drei Bedingungen: Ich musste um 22 Uhr auf meinem Zimmer sein, durfte keinen Herrenbesuch empfangen und sollte berufsbegleitend das Staatsexamen nachholen. All das war für mich wunderbar. Am nächsten Tag betrat ich in Schwesternkleidung die Wohnung meiner Schwester. Ich wollte mich von meiner Mutter verabschieden.

Mit großen, sichtlich überraschten Augen sah meine Mutter mich an und mehr als ein “So ist das nun!”, vermochte sie nicht zu sagen. Dann aber fragte sie mich, ob ich sie am kommenden Tag am Bahnhof noch verabschieden würde. Trotz des Mangels, den ich die lange Zeit hindurch empfunden hatte, fiel mir der Abschied von meiner Mutter am Bahnhof schwer. Sie war nun einmal meine Mutter, von der ich mir jahrelang Zuwendung gewünscht hatte. Deshalb, um mir Zeit für meinen Abschiedsschmerz nehmen zu können, bat ich die Oberin um einen freien Tag.

„Nein, es ist besser, du arbeitest!“, antwortete sie - und im Nachhinein finde ich ihre Entscheidung richtig, weil ich auf diese Weise mein neues Leben gleich aktiv begann. Außer der “Mutter Oberin” gab es da noch eine zweite Nonne, die meine Ausbildungszeit begleitete. Diese Frau wurde so wichtig für mich, wie es meine Entwicklungshelferin, die Oberin, bereits war. Das Leben ist, wenn die Achtsamkeit hinreichend ist, voller Schlüsselerlebnisse, die Anlass für eine positive Änderung werden können. Zu solchen Schlüsselerlebnissen verhalf mir diese zweite Nonne, die meine unmittelbare Vorgesetzte in der Pflege war. Auf unserer Station lagen drei schwer erkrankte jüngere Männer. Sie litten alle drei an einer Krebserkrankung der Lymphe und des lymphatischen Systems, die Morbus Hodgkin genannt wird, eine Erkrankung, die um 1962 weniger erfolgreich behandelt werden konnte, als es heute in vielen Fällen möglich ist. Die jungen Männer waren sterbende Menschen. Der Eintritt des Todes war nur noch eine Frage weniger Wochen.

Unter diesen Männern entstand eine herzliche, tragfähige Beziehung, in der sich alle drei das Versprechen gaben, einander im Sterben zu begleiten und beizustehen. Als der erste in seinem Todeskampf lag, waren die beiden anderen für ihn da. Sie hielten ihn, stützten ihn und erleichterten ihm das Loslassen und Sterben können. Danach starb der zweite, der einfühlsam von dem dritten Mann begleitet wurde. Bevor der dritte Mann starb, schlug die Nonne mir vor, die Sterbebegleitung zu übernehmen. Was ich dabei lernte, vermag ich kaum in Worte zu fassen. Vielleicht war es das Aushalten können einer begleitenden Nähe, das Lernen des bewussten Hinschauens, wenn ein Mensch Not erleidet. Die Übung, einen Menschen zu achten und ihm beizustehen. Auf jeden Fall hat meine Sterbebegleitung dazu geführt, in jedem Menschen eine einzigartige unverwechselbare Persönlichkeit sehen zu können, die Achtung verdient. Dieses Erlebnis hat mich als junge Krankenschwester sehr geprägt. Ich konnte spüren, dass die seelische Betreuung mein Beruf ist. Doch das bedeutete keineswegs, dass ich damals schon die Person war, die ich heute bin.

Meine Stationsschwester war ein Feldwebel mit Herz und ohne, dass sie es damals wusste, bereitete sie mein späteres Interesse an der psychosomatischen Arbeit vor. Obwohl es noch kein Thema war, war es meiner Stationsschwester wichtig, dass nicht nur Funktionen ausgefüllt wurden, sondern von Anfang an der Mensch gesehen wurde. Es war in der Klinik verboten, auf dem Bett eines Patienten zu sitzen, aber man konnte sich einen Stuhl nehmen und sich so zum Patienten setzen. Meine “Chefnonne” förderte diese Praxis und begrüßte es, wenn wir uns für einen Patienten Zeit nahmen und nachfragten, wie es ihm gehe oder warum er traurig sei. Es gab da nämlich eine zweite Begebenheit, die ich nicht verheimlichen möchte.

Ein älterer Herr fiel mir durch seinen traurigen Ausdruck auf. Er lag in seinem Bett und zwischen Tür und Angel fragte ich ihn nach seinem Befinden. Der Mann nahm mein Angebot, ihm zuhören zu wollen, dankbar an und erklärte, dass er Sehnsucht nach seiner Frau habe. Wie ein dummes Küken nahm ich die Hand vor meinen Mund und kicherte albern vor mich hin. Mit diesem Kichern verließ ich das Krankenzimmer und begegnete auf dem Flur jener zweiten Nonne. Es lag auf der Hand, dass sie mich fragte, warum ich lache und ich erzählte ihr, der alte Mann hätte Sehnsucht nach seiner Frau. Da hatte ich mir einen ordentlichen Blödsinn in meinem Kopf zurecht gelegt. Ich hatte geglaubt, dem älteren Herrn ginge es um eine gewünschte sexuelle Begegnung mit seiner Frau. Wie kann man, dachte ich dümmlich, in diesem Alter noch an Sex denken?

Kurz, ich hatte meine Ideenwelt in den Mann hinein projiziert oder einfacher gesagt, ich hatte ihm meine dummen Gedanken übergestülpt und mir damit, ohne das damals begreifen zu können, den Weg zu seiner inneren Wirklichkeit verschlossen.

„Du entschuldigst dich bei ihm!“, verlangte die Nonne von mir. Und sie forderte zusätzlich, ich solle mich zu ihm setzen und ihm einmal ganz genau zuhören. In dem nachfolgendem Gespräch erfuhr ich dann, dass dieser Mann eine sehr nahe, austauschreiche Beziehung mit seiner Frau gelebt hatte. Es fehlten ihm die Gespräche und die seelische Nähe, die er mehrere Jahrzehnte erleben durfte, und das mache ihn traurig. Beschämt und bereichert zugleich verließ ich nach einiger Zeit das Krankenzimmer. Ich hatte eine wichtige Lektion gelernt: nämlich. meine eigene Vorstellung nicht auf einen anderen Menschen zu übertragen. Ich hatte begriffen, wie wichtig das Zuhören ist.

Wenn ich auf meine Freiburger Zeit zurückblicke, wurde dort eine weitere wichtige Grundlage für meine spätere Arbeitshaltung gefördert. Einerseits hatte ich aus meiner persönlichen Geschichte heraus erfahren müssen, wie es ist, wenn man mit einem bedrückenden Verlust alleine, traurig durchs Leben laufen muss und andererseits konnte ich einfach durch die Tatsache, dass ich mir Zeit für die Patienten nehmen konnte, auch erfahren, wie fruchtbar ein bloßes Zuhören werden kann. So lag es nahe, mich beruflich weiter orientieren zu wollen. In dieser Phase fiel zum ersten Mal der Name einer psychosomatischen Klinik. Meine Kollegen konnten mir jedoch nicht sagen, wie dort gearbeitet würde.

Aber sie vermuteten, dass in dieser Klinik mehr auf die Patienten eingegangen würde und man intensive Gespräche mit ihnen führte.

Ich suchte ja wirklich die Nähe zu den Menschen und machte mich deshalb auf den Weg. Voller Hoffnung und Neugierde stellte ich mich in der psychosomatischen Klinik Gengenbach vor. Mit meiner dortigen Vorstellung begann ein neuer Abschnitt, eine lange Zeit des Lernens, des Aufbauens und Entwickelns, eine Zeit, die mich zu dem hat werden lassen, was ich heute bin. Wie ich das erlebt habe, ist Gegenstand des nächsten Kapitels.

Erste Gehversuche in der Psychosomatik

Interview zwischen Rosel Bäker und Jürgen Bosbach

Jürgen:
Wie kamst du also zur Psychosomatik?

Rosel:
Wie ich ja bereits sagte, arbeitete ich in der Neurologie und Psychiatrie. Die stationäre Arbeit machte mich unzufrieden, all die Tabletten, die Elektroschocks und alles andere, was eben so angewandt und verabreicht wurde. Ich habe halt in den Nachtwachen gemerkt: Je mehr ich mit den Patienten im Gespräch bin, desto weniger Medikamente müssen verabreicht werden. Und da kam auf einmal eine Kollegin, die mein Gemoppere nicht mehr hören konnte und sagte, dass es in Gengenbach eine Klinik gäbe mit einer Fachrichtung, die sich Psychosomatik nennt – „aber frage mich ja nicht, was das ist!" Ich bewarb mich dort und erhielt schnell einen Anruf vom dortigen Chefarzt. Es stellte sich heraus, dass er einer der früheren Ambulanzärzte an der Uniklinik Freiburg war. Ihm sagte ich, dass ich gerne als Nachtwache arbeiten würde.

„Nein", sagte er, „kommen Sie erst einmal her, dann werden wir miteinander reden."

Was dann ganz genau passierte, weiß ich nicht mehr, jedenfalls hat er alles mit meinem Freiburger Chefarzt so abgesprochen, dass ich nicht die lange Kündigungszeit einhalten musste.

Im Vorstellungsgespräch erklärte er mir, dass ich gleich am

ersten Januar 1970 als Stationsschwester im obersten Stock anfangen könne. Aber ich hatte ja noch keine Wohnung. Deshalb fuhr ich anfänglich zwischen Gengenbach und Freiburg hin und her. Die Wohnungssuche gestaltete sich etwas schwierig. Dann aber fand ich doch eine Wohnung und ich stellte mich bei der Vermieterin vor.

Sie hatte mehre Kinder, unter anderem auch einen vierjährigen Sohn, den sie auf dem Arm hielt. Er war ziemlich verrotzt und die Vermieterin warnte mich, dass dieser kleine Bursche es den Mietern nicht gerade einfach mache. Ich betrachtete den kleinen Kerl und erhielt für meine Neugierde von ihm einen Stupser. Sein Gesichtsausdruck schien zu sagen, dass ich eine unerwünschte Person sei. Doch als der Kleine mich genauer ansah, sagte er plötzlich zu seiner Mutter, dass sie diese Tante nehmen könne - und damit hatte ich eine Wohnung.

Zum ersten Mal in meinem Leben besaß ich ein eigenes Reich. Aber ich musste mir eine „Durchgangs-Toilette" mit den Vermietern teilen. Das war kein Problem, denn wenn ich das Bad benutzte, schloss ich den Durchgang zur nachbarlichen Wohnung ab und umkehrt. Nachts allerdings ließen wir den Durchgang für beide Parteien offen. Nach einer Weile stand der kleine Junge am frühen Morgen mit seinem Frühstücksei vor mir und verlangte, mit mir zu frühstücken. Im Laufe weniger Wochen entstand zwischen dem Jungen und mir eine Art Tante-Neffe-Verhältnis, an dem wir beide viel Freude hatten. Manchmal schlüpfte er heimlich zu mir ins Bett und plauderte munter drauf los. Von Tag zu Tag mehr wurde der Junge mit dem bubenhaften, frechen Gesicht zu einem fröhlichen Sonnenschein, der mein Leben durch seine Pfiffigkeit und Zuneigung bereicherte. Als mich mein damaliger Freund zum ersten Mal besuchte, stellte sich der Kleine vor ihn wie ein eifersüchtiger, kampfbereiter Gockel und sagte ihm, dass er nicht zu kommen brauche, denn er passe auf seine Tante Rosel schon selber auf!

Er lag von da an öfter morgens, wenn ich erwachte, in meinem Bett. Er mochte mich sehr. Auch ich gewann ihn lieb und genoss es, von seiner kindlichen Lebensfreude etwas abzubekommen.

Jetzt will ich aber wieder von meinem Start auf der Station erzählen. Wir waren ja in der obersten Etage und konnten da oben ungestört vom sonstigen Krankenhausbetrieb arbeiten. Dort auf der Station hatte ich dann zum ersten Mal in meinem Leben Kontakt mit Walther Lechler, wo er als Oberarzt arbeitete. Und ich merkte an der Art, wie er mit Patienten arbeitete, dass er sich darin von den anderen Ärzten unterschied.

Eigentlich war Walther im Schwerpunkt für eine andere Station zuständig, doch versorgte er zusehends häufiger auch meine Station. Was war anders? Z.B. die Zeitspannen, die er in Gesprächen mit seinen Patienten verbrachte. Sehr früh bezogen mich die Ärzte in die patientenbezogenen Gespräche mit ein. Doch auch meine administrativen Aufgaben nahmen gleichzeitig zu und ich musste vieles erst einmal lernen, wie als Beispiel den Umgang mit den Kostenträgern, wenn eine Therapiedauer verlängert werden musste. Nach und nach wurden mir die vielen Aufgaben vertrauter. In der Klinik wurden zu jener Zeit immer mehr Menschen mit Suchtproblemen aufgenommen, darunter auch Patienten mit Essstörungen. Walther brachte dazu viele leicht umsetzbare Ideen aus Amerika mit und berichtete uns, dass er im Bereich der Selbsthilfegruppen, wie die Anonymen Alkoholiker oder Synanon, Erfahrungen sammeln konnte. Wieder in Deutschland begann er amerikanische Kasernen, so in Lahr und in Offenburg, zu besuchen, um die dortigen Selbsthilfegruppen kennenzulernen. Er wollte prüfen, ob man die Arbeitsweise, die er in der amerikanischen Kultur kennengelernt hatte, auch hier Abhängigkeitserkrankten anbieten könne.

Walther initiierte daraufhin auf unserer Station die erste freiwillige Selbsthilfegruppe. Dabei legten wir sehr viel Wert darauf, dass die Teilnehmer untereinander in Gesprächskontakt kamen und Vertrauen aufbauten, weil sie sich „als Experten" ihrer Abhängigkeitserkrankung gegenseitig wirksame Hilfestellungen geben konnten. Schon bald sprach sich unter den Patienten das Angebot der "Gruppe" herum - und eines Tages saßen alle Patienten im Gruppenraum und wollten mitmachen.

Walther begann die Bildung von Selbsthilfegruppen nach dem 12-Schritte(Stufen)-Modell auch außerhalb der Klinik zu unterstützen, zum Beispiel in Lahr. Dabei musste er oft helfen, Barrieren abzubauen. Ein Beispiel: In den Meetings der Gruppen wird als Anrede das informelle "Du" gebraucht. Wir als „Profis" gingen also anfänglich her und praktizierten das "Du" nur in den Gruppen, während wir außerhalb der Meetings untereinander noch beim "Sie" blieben.

Ich war stolz, eine neue Entwicklung miterleben zu dürfen. So aufregend die Arbeit im positiven Sinn war, so unangenehm waren Kommentare und Beobachtungen, die von den anderen Stationen kamen. Denn wir veränderten nicht nur die Umgangsformen untereinander, sondern verabschiedeten uns auch von der konservativen weißen Kleidung. Der „Gott in Weiß" wurde Mensch - und die Krankenschwester trug die Kleidung, die ihr gefiel. Damals trug ich gelegentlich Mini-Röcke, wie sie in den siebziger Jahren modisch waren. Der Mini-Rock war anfänglich ein umstrittenes Kleidungsstück, an dessen Bewertung sich die Gemüter entzweiten. So kam irgendwann eine Oberärztin einer anderen Abteilung hoch auf unser Stockwerk, der meine Kleidung ein Dorn im Auge war, und zitierte mich zu sich.

„Wissen Sie", begann sie, „wir sind ja mit ihren Leistungen zufrieden - aber ihre Röcke sind zu kurz!"

Ich sprach mit Walther darüber und der sagte zu mir, „Dann kommen Sie doch morgen einfach in einem langen Kleid!"

Natürlich kam ich nicht gleich am Tag, sondern Wochen später in einem extra schicken „Langen".

Mir fällt da gerade noch eine weitere Begebenheit aus dieser Zeit ein: Allmählich wurden auch immer mehr magersüchtige Patientinnen aufgenommen. Sie erhielten aufgrund des extremen Gewichtsverlustes eine sehr leckere Sonderkost, von mir selbst gekocht, die wir im Kühlschrank servierfertig aufbewahrten.

Innerhalb kürzester Zeit sprach sich die Kunde von diesem leckeren Brei wie ein Lauffeuer herum, was dazu führte, dass manchmal einer der hungrigen Ärzte heimlich an den Kühlschrank ging und die Aufbaukost plünderte. Doch mit der Zeit kannte ich meine Pappenheimer - und ein strenger Blick von mir gebot den Überfällen auf unseren Kühlschrank Einhalt.

Für mich war nach wenigen Wochen klar, dass die Psychosomatik meine berufliche Heimat werden sollte. Für mich war das der Startpunkt zu einer neuen Reise, die mich zu einem tieferen Verständnis der Menschen und der menschlichen Psyche führte. Voller Neugierde und Begeisterung brachte ich mich ein. Eines Tages kam Walther Lechler auf mich zu und verkündete, jetzt habe er das ideale Gebäude für eine neue Klinik gefunden, die er aufbauen wolle – und zwar in Herrenalb! Und er fragte, ob er mit meiner Hilfe rechnen dürfe. Mein Pioniergeist war geweckt und ohne eine Sekunde des Zögerns erhielt er meine Zusage.

Und damit begann der längste, schönste und spannendste Abschnitt meines beruflichen Lebens.

Traurig, trotz meiner Aufbruchstimmung, war der Abschied von meiner Wohnung – und damit von dem kleinen Jungen meiner Vermieterin - dem mit der Rotznase. Er war ja nun wirklich mein kleiner Sonnenschein geworden und wir litten beide unter einem heftigen Abschiedsschmerz. Als der Möbelwagen davon fuhr, lief der Kleine weinend hinter ihm her. Die Szene berührte mich zutiefst und würde auch in jedem Spielfilm Tränen der Rührung auslösen. Diese Begegnung mit einem so fröhlichen Kind, der heftige Abschied und die vielen schönen, lustigen Situationen mit ihm begleiten meine Erinnerung bis zum heutigen Tag in einer sehr schönen Weise.

Jürgen Bosbach:
Wir unterbrechen die, wie wir später feststellten, insgesamt zwölfstündige Interviewarbeit und gönnen uns ein Essen. Ich bin von der Persönlichkeit Rosels überrascht. Tausend Gedanken und Fragen huschen durch meinen Kopf. Ihr Leben könnte ebenso gut der Stoff für einen Film sein.
Schade nur, denke ich, dass der Leser ihre Erzählweise nicht wahrnehmen kann.

Diese Lebendigkeit, mit der Rosel aus ihrem Leben und von ihrer umfassenden Berufserfahrung berichtet, kann schriftlich nur begrenzt wiedergegeben werden. Rosel erzählt so spannend, dass keine Minute mit ihr langweilig wird. Bereits nach den ersten Stunden mit ihr wurden mir einige grundlegende Dinge klar: Rosel ist eine exzellente Fachfrau, die wirklich den Titel einer Zeitzeugin für sich beanspruchen darf und sie ist eine Persönlichkeit, die Wege aus der inneren seelischen Not eines Menschen begleiten kann. Somit freue ich mich, schon während des Essens, auf den Nachmittag.

Rosel fährt fort:

In Bad Herrenalb hatte ich mit meiner Wohnungssuche Glück, denn wir mussten für die „Kullenmühle“ im Ortsteil Bernbach zukünftige Kolleginnen einstellen und eine der Bewerberinnen konnte mir eine Wohnung anbieten. Ein organisatorisches Problem weniger! Die Wohnung hatte noch kein Telefon. Leitungen mussten erst gelegt werden. Da ich für die Klinik damals jederzeit erreichbar sein musste, waren freundliche Nachbarn und meine Vermieterin bereit, Telefonate aus der Klinik entgegenzunehmen. Mein offenes Badezimmerfenster war vorübergehend die Telefonzentrale. Die Kommunikation zwischen der Klinik und mir lief also eine Weile nach dem Prinzip der afrikanischen Buschtrommeln. Aber das funktionierte ganz gut und die Kom-

munikation zwischen der Klinik und mir war sichergestellt.
Der Beginn in der Klinik Kullenmühle war ohnehin im ersten Jahr eine einzige, wenngleich erfolgreiche Improvisation. Wir hatten das Klinikgebäude von einem Gastwirt übernommen, dessen Gaststuben Wand an Wand zu unserer Klinik lagen. Unsere Räume waren die ehemalige Hotel/Pension, die der Wirt nicht mehr erfolgreich bewirtschaften konnte.

Den Klinikbetrieb begannen wir auf kleiner Flamme. Fünf Patienten, die Ärzte Walther Lechler, Wolfgang Rieber und ich stellten den Anfang einer langen Geschichte dar. Die ersten fünf Patienten waren Abhängigkeitskranke, zum Teil auch Alkoholiker. Oben auf dem Dach des Gasthauses stand noch riesig groß das Reklameschild "Hoepfner-Bräu", aber wenigstens war es nicht mehr beleuchtet!

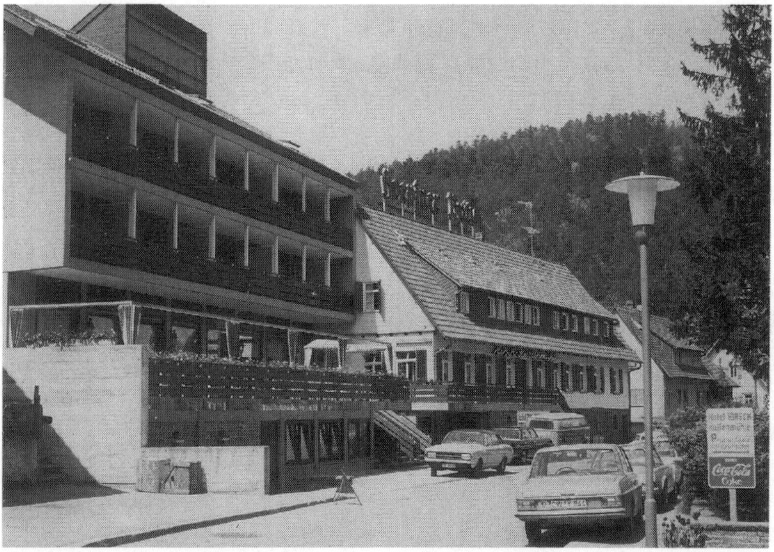

Die KULLENMÜHLE mit der Bierreklame

Walther war damals sehr oft in Berlin und trug dem Kostenträger, vornehmlich der BfA, seine konzeptionellen Ideen, also ein spezielles Programm für Betroffene mit Abhängigkeitserkrankungen und auch für Menschen mit allgemeinen Lebensschwierigkeiten vor. Walther war ja in der Außendarstellung sehr erfolgreich und kurze Zeit später war man in Berlin sehr überrascht, wie groß die Nachfrage von Patienten wurde, in der Kullenmühle eine stationäre Therapie beginnen zu dürfen. Dass die Nachfrage nach Therapieplätzen damals so rasant anstieg, hatte mit Walthers Vortragstätigkeit zu tun. So besuchte er weiterhin regelmäßig die Meetings der Anonymen Alkoholiker bei den Amerikanern und veröffentlichte seine Erfahrungen. Heute würde man sagen, dass Walther „mediale Präsenz" besaß, weil er in Zeitungen und vor allem mit einer eigenen Radiosendung bekannt wurde („Ratgeber Lebensfragen" im SWF). Wir waren die erste Klinik mit einem Therapieangebot für Menschen mit Lebensschwierigkeiten, die eine Anbindung an verschiedene Selbsthilfegruppen herstellte und pflegte.

In der Pionierphase hatten wir noch keine übliche Krankenhausausstattung. Wir mussten daher ständig organisieren und improvisieren. Zur Blutentnahme und anderen anspruchesvolleren körperlichen Untersuchungen fuhren wir die Patienten nach Gengenbach. Das war möglich, weil mehrere Kliniken unter dem Dach der Karlsruher-Sanatoriums AG zusammen gefasst waren.

Jürgen:
Und trotzdem war das Konzept etwas Neues und Eigenständiges?

Rosel:
Ja, alle anderen Kliniken unter dem Dach dieser AG arbeiteten mit anderen Methoden.

Die Herrenalber Bevölkerung betrachtete uns zuerst skeptisch. Man wusste früh, dass wir Patienten mit Abhängigkeitserkrankungen aufnahmen. Wenn irgendein Betrunkener durch den Ort wankte und den Eindruck der Hilflosigkeit vermittelte, wurden wir angerufen und es wurde gefragt, ob wir jemanden vermissen.

Das war aber in der Regel kein Patient von uns. Wenn wirklich mal einer getrunken hatte, fanden wir von der Klinik ihn meist zuerst.

Die räumliche und personelle Ausstattung bei der Betriebsaufnahme war mehr als bescheiden. Wir konnten zwei Nachtschwestern und eine Laborantin einstellen. Die Zimmer hatten nicht alle eine eigene Nasszelle. Auch bestand noch kein Anschluss an die öffentliche Kanalisation. Es musste noch mit dem Güllewagen entsorgt werden – an diesen Tagen wurde ein „Wandertag" angesetzt. Die Gäste durften anfänglich auch noch rauchen - sogar im Haus. Ganz schnell jedoch führten wir Abstinenz-Absprachen ein, die Nikotin und Alkohol, auch für Nicht-Betroffene, untersagten. In der Literatur kann man sehr gut nachlesen[1], worin der Sinn der Abstinenz besteht. Es geht darum, dass man für die Zeit des Klinikaufenthaltes die Möglichkeit erhält, eine ganz andere Erfahrung zu machen. Es geht dabei nicht um Verbote, sondern darum zu erleben, wie es mir geht, wenn ich ohne stimulierende Mittel, nur für mich und andere da bin.

Wie ist das, wenn ich z.B. kein Kaugummi kaue, um Hemmungen zu überbrücken? Dass ich auch lerne, zu meinen Hemmungen stehen zu können. Dass ich spüre, wenn mir beispielsweise "die Spucke weg bleibt".

Dann kam die Zeit, in der Militärangehörige der Amerikaner, der Kanadier und auch der Franzosen, die in Selbsthilfegruppen engagiert waren, zu uns ins Haus kamen. Das war für uns alle eine Klima, in dem eine große Aufbruchstimmung entstand. Obwohl wir manchmal aufgrund der unterschiedlichen Sprachen nicht alles verstanden, war es doch beeindruckend, wie die Selbstauseinandersetzung unserer Gäste dadurch beschleunigt wurde. Die Umgangsformen in diesen Gruppen trugen dazu bei, dass es uns leicht fiel, beim „Du" als Anrede zu bleiben, das

---

[1] Lechler/Meier, Das Bad Herrenalber Modell – Eine Lehr- und Lerngemeinschaft als psychosomatisches Klinik-Konzept. 2007 Santiago Verlag Goch, ISBN978-3-937212-14-2 Paperback, 104 S., € 10,00

nach Casriels erstem Besuch eingeführt worden war als Walther nach der Gefühlsaufwallung der ersten Mattenarbeiten gesagt haben soll: "Jetzt sind wir uns alle so nahe gekommen, jetzt müssen wir auch weiterhin beim Du bleiben!" Die Reinigungskraft, die Laborantin, die Ärzteschaft, die Krankenschwestern, das Verwaltungspersonal und die Klinikgäste - alle wuchsen Schritt für Schritt in diese Begegnung mit dem „Du“ hinein. Was der Wechsel vom distanzierten „Sie“ zu dem vertrauteren „Du“ bewirkte, wurde von allen verstanden und als positiv erlebt. Ein Mensch, der sich mit seinen Nöten offenbart und eine hilfreiche Hand annimmt, oder dem ein offenes Ohr geboten wird, auf das er sich einlässt, verlässt die klassische Rollendistanz. Es entsteht so viel Nähe und Verbundenheit, die ein distanziertes „Sie“ nicht widerspiegelt. Eine Begegnung im „Du“ hat jedoch nichts mit Kumpelhaftigkeit zu tun.

Jürgen:
Wie war diese Veränderung für dich? Musstest Du eine Hemmschwelle überwinden?

Rosel:
Nein, überhaupt nicht! Es gab auch nur ganz wenige Gäste, die eine kleine Hemmschwelle überwinden mussten.

Jürgen:
Erinnerst du, in welchem Jahr das “Du” eingeführt wurde?

Rosel:
Nein, nicht genau! Ein Jahr nach der Gründung vielleicht, so 1971/72 etwa. Das war eine Zeit, in der immer noch vieles im Umbruch war. So erwies es sich als Schwierigkeit, dass mitunter der Gasthof nebenan unsere Hausgäste anlockte. Es gab ja einfache Schleichwege, um schnell in die Gaststube zu gelangen. Wir hatten den Wirt unmissverständlich gebeten, keinen Alkohol an Klinikgäste auszuschenken. Daran hielt er sich auch – und servierte daraufhin unseren Gästen nur noch Weinschorle -

weil er der Meinung war, dass dies kein Alkohol sei. Walther ging daraufhin noch mal zu ihm und erklärte den Sinn unserer Abstinenzregel. Aber der Wirt hatte keine Einsicht, denn eine Weinschorle war für ihn nach wie vor kein Alkohol.

Daraufhin ergriffen wir Maßnahmen: Wir spannten ein rot-weißes Absperrband auf der Terrasse zwischen seinem und unserem Bereich. Das war für seine Gäste recht komisch und befremdlich, wenn sie zu uns hinübersahen. Wir hatten ja bereits die Casriel-Arbeit in unseren klinischen Alltag integriert und durch die emotionale Arbeit waren mitunter Laute zu hören, die seine Gäste sehr erschreckten, Schreien, Weinen, Lachen. Oder es umarmten sich, zum Erstaunen seiner Gäste, auf unserer Terrasse zwei Frauen oder zwei Männer.

Das Geschäft der Gaststätte litt darunter und es kam schließlich soweit, dass der Wirt eines Tages auf der Terrasse stand und alle Spaziergänger ansprach, ob sie nicht bei ihm einkehren wollten. Inzwischen hatte es sich bei Bad Herrenalbern und Kurgästen herumgesprochen, dass aus dem ehemaligen Hotel neben seinem Gasthaus eine psychosomatische Klinik wurde - und mit “Psycho” wollten viele Menschen nichts zu tun haben.

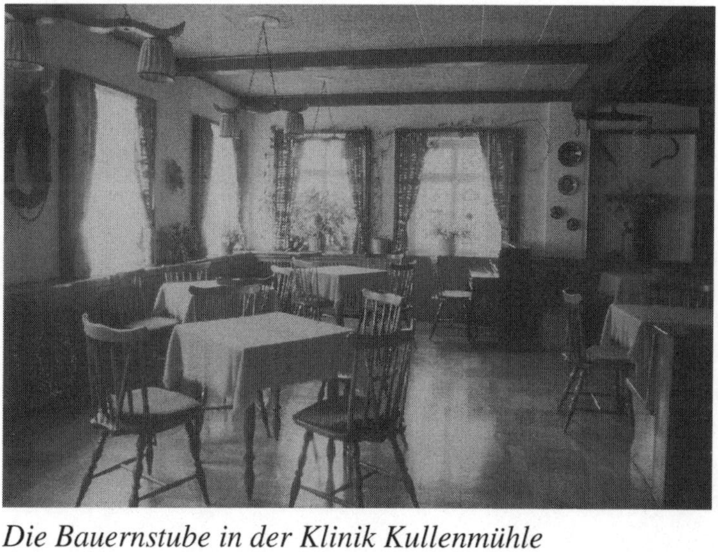

Die Bauernstube in der Klinik Kullenmühle

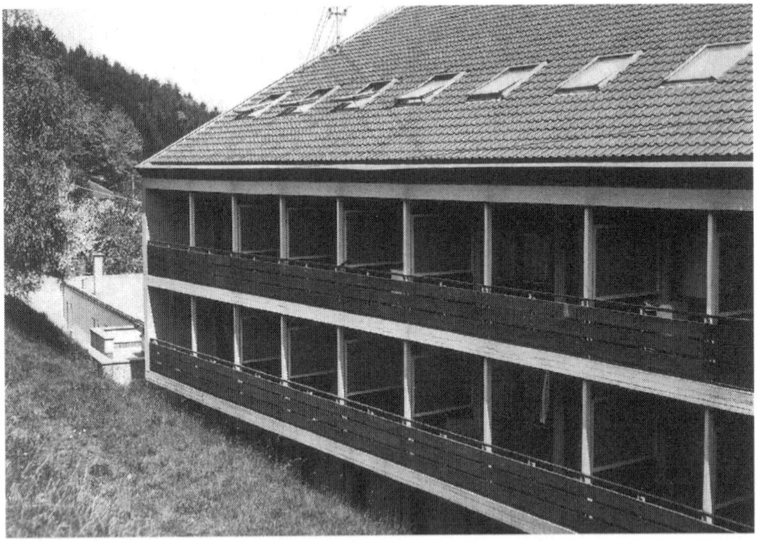

Die Rückseite der Klinik – zum Berg hin.

Die Gerüchte im Ort nahmen mitunter skurrile Formen an. Wir hörten eines Tages, dass die Klinik nicht so gut liefe, denn dort stehe der Koch auf der Terrasse und biete vorübergehenden Wanderern Essen an. Tatsächlich war es aber der Gastwirt, der den Untergang seines Betriebes aufhalten wollte und so um Gäste warb.

Jürgen:
Konnten die Gäste von der Terrasse aus sehen, was in der Klinik passierte?

Rosel:
Ja, zum Teil bekamen seine Gäste mit, was bei uns geschah. Aber vielleicht, so vermuteten wir, hatten seine Gäste auch die Befürchtung, selbst als "Psycho" eingeschätzt zu werden, wenn sie in unmittelbarer Nähe der Klinik saßen. Die Anfänge in der Kullenmühle waren ohnehin durch die verschiedensten Überraschungen angereichert.

Eines Tages fuhr ein Reisebus vor und eine Gruppe johlender, angeheiterter Menschen stieg aus. Wie sich herausstellte, waren es Kegelbrüder, die unsere, noch im Haus vorhandene vollautomatische Kegelbahn benutzen wollten. Der Wirt hatte in früheren Zeiten die Kegelbahn an Vereine vermietet und vergessen, diese Buchungen zu kündigen. Er vertrat die Meinung, „das macht ja der Klinik nichts, wenn die noch kommen." Jedenfalls gingen diese Leute schnurstracks die Treppe zur Kegelbahn hinunter - und ich hinterher! Dann fand ungefähr folgender Dialog statt: Ich sagte:

"Ihr könnt hier nicht kegeln!"

Der Gruppensprecher fragte: "Und warum geht das nicht?"

"Weil das jetzt eine Klinik ist!"

"Was für eine Klinik?" fragte er nach.

"Eine psychosomatische Klinik!"

Darauf hin sagte er mit großen Kulleraugen zu den anderen:

"Psycho? Ist das ansteckend? Also wenn das so ist, dann nichts wie weg!"

Und weg waren sie.

(Rosel lacht herzlich und blickt in Erinnerungen schwelgend versonnen aus dem Fenster. Dann sieht sie Joachim und mich an, lächelt und fährt mit ihrer Erzählung fort.)

Einige Tage später kam der nächste Bus. Wieder rannten die Leute die Treppe hinab. Und wieder lief ich hinterher. Ich rief nur: „Hier jetzt ist eine psychosomatische Klinik!" Und wiederum machten alle kehrt, stürmten die Treppe hoch - und weg waren sie. Selten stiegen Menschen derart schnell in einen Bus wieder ein.

Wie ich erwähnte, nahmen die Patientenzahlen zu und wir benötigten dringend mehr Gruppenräume. Speziell einen Großgruppenraum. Dafür wurde die Kegelbahn umgebaut. Die Fenster wurden schallisoliert. Das war ein Umbau, der wegen der Casriel-Arbeit dringend geboten war, weil uns bereits mehrmals die Polizei einen Besuch abgestattet hatte, gerufen von Nachbarn und Passanten wegen der merkwürdigen Schreie, die aus dem Gebäude drangen.

Jürgen:
Diese Zeit damals, die war ja für dich mit einschneidenden Erlebnissen verbunden. Du warst, so klingt es, Managerin der Abläufe und der Milieugestaltung.

Rosel:
Nein, ich war nicht nur Managerin, sondern auch … zusammen mit anderen. Meine offizielle Bezeichnung war die der „Leitenden Schwester“. Ich habe ja bereits erzählt, wie mich in Freiburg die beiden Nonnen geprägt hatten. Als ich dann in der Psychiatrie auf der kleinen Privatstation arbeitete, saß ich manchmal bis Mitternacht mit den Patienten zusammen. Die Patienten fuhren gelegentlich ins Elsass und brachten aus Frankreich Schinken und Getränke mit. Wir haben abends gemeinsam gekocht, vorgelesen, Teppiche geknüpft, Spiele gespielt und viel miteinander kommuniziert. Dabei habe ich gemerkt, dass die Patienten zum Teil durch diese abendliche Gemeinsamkeit auf ihre Einschlaftabletten verzichten konnten.

Jürgen:
Du hast also ein Stückchen Normalität in die Situation hinein getragen und damit das Symptom gemindert.

Rosel:
Nein, es war anders! Ich konnte nicht jeden Patienten motivieren, auf seine Schlaftablette zu verzichten. Natürlich war die klassische Medikation weiterhin Bestandteil der Therapie. Wenn ein Mensch unter einer schweren Depression litt, brauchte er selbstverständlich seine Medikation.

Meine Triebfeder war ganz einfach die, die Patienten zu motivieren, den Mut aufzubringen, mit anderen über sich zu sprechen und die Veränderungen zu erleben. Der Dialog mit anderen Menschen hat mich beflügelt, so weiter machen zu wollen.

Ich war davon überzeugt, dass es eine andere Art der “Behandlung” geben müsse. Nur wie diese aussah, das wusste ich nicht.

Erst mit meinem Wechsel nach Gengenbach und schließlich nach Bad Herrenalb fand ich das, was ich gesucht hatte.

Jürgen:
Mit der Arbeitsaufnahme in der Kullenmühle bist Du ja auch in eine ganz andere Wichtigkeit hinein geraten.

Rosel:
Ja, es war Aufbau, das Organisieren des täglichen Klinikbetriebs in Hinsicht der Pflege und dazu noch meine Beteiligung an den Gruppen. Ich hatte ja immer das Glück, an Orten zu sein, an denen es ein bisschen anders war.

Ich und zwei andere Schwestern erhielten beispielsweise mit ministerieller Genehmigung in Freiburg die Erlaubnis, in Notfällen intravenöse Spritzen verabreichen zu dürfen, die normalerweise nur Ärzten erlaubt waren.

Schon als Schwesternschülerin in Freiburg entschied ich mich manchmal für "kleine Frechheiten" anderen gegenüber. Bei der Visite war es ja so: wenn der Professor die Station betrat, dann musste „der kleine Lehrling“ dem Professor die Tür zum Krankenzimmer öffnen.

Das war so, wenn "die weiße Wolke" kam, wie wir den Professor und seine Truppe bei der Visite insgeheim nannten. Irgendwann, ich war ja etwas rebellisch, habe ich zu einer Schwester gesagt, „Warum muss man dem Professor immer die Türe aufmachen? Hat der keine Hände?“

Wie der Zufall wollte, stand der Professor hinter mir, als ich das sagte. Seine Reaktion? Er sagte: "Aha! Auch eine aus der Klasse meiner Frau. Dann mache ich ab morgen eben selber die Türen auf!" Er lachte und bewies damit seinen Sinn für Humor. Später, wenn ich im Dienst war und er mich sah, sagte er immer, dass heute wieder sein Türen-selber-öffnen-Tag sei - und lachte. Eines Tages setzte ich noch einen drauf und sagte ihm, dass ich ihn sehr achte und verehre, aber der Meinung sei, nicht ich müsse ihm die Tür öffnen - es solle eher umgekehrt sein.

Diese Begegnung erzählte er wiederum seiner Frau. Ihre Antwort war: „Wir sind eben die neue Generation!“

Jürgen:
Du hast auch immer eine Menge Humor walten lassen!

Rosel:
Ja, natürlich. Ich achtete die Fachleute sehr und akzeptierte grundsätzlich die Hierarchie, aber deshalb musste ich doch nicht gleich kriechen. Auch mit einer Nonne, die „streng mit Herz“ war, pflegte ich einen fröhlichen Umgang. An einem warmen Tag stöhnte sie, dass es ihr viel zu warm sei. Worauf mein Vorschlag der war, einfach einen der vielen Unterröcke unter ihrer Kutte wegzulassen.

Aber nun wieder zurück zur Kullenmühle. Das wunderbare war, dass ich dort für mich sehr viel tun konnte. Walther hatte ja aus Amerika das Konzept der emotionalen Arbeit mitgebracht. Und ich hatte ja seit dem fünften Lebensjahr meinen Schmerz weitgehend alleine mit mir herumgetragen. In der Kullenmühle spürte ich, wie wichtig es war, dass mich ein anderer Mensch durch sein Halten auffangen konnte. Ich konnte da in der emotionellen Arbeit zum ersten Mal in meinem Leben richtig schreien. Auch wir Mitarbeiter durften in den Gruppen „auf die Matte”.

Jürgen:
Hat Walther Lechler das angeregt, dass die Mitarbeiter auch in Anwesenheit der Hausgäste emotional arbeiten konnten?

Rosel:
Angeregt nicht gerade, aber es war möglich. Walther war es wichtig, dass in der emotionalen Not ein Mensch, eine Gruppe für den Betroffenen da ist, um ihn halten zu können. Der Betroffene soll merken, da steht „ein Baum“, der mir Halt, Kraft und Sicherheit gibt. Dr. Daniel H. Casriel kam selbst öfter aus den USA in unsere Klinik, um die emotionale Arbeit, den “New

Identity Process" zu erklären und zu demonstrieren. Das war die berühmte „Mattenarbeit". Hat ein Patient über Jahre hinweg seine Wut, seine Trauer, seinen Schmerz geschluckt und keine Möglichkeit gefunden, diese Emotionen zu verarbeiten, dann ist der „NIP" ein geeigneter Lösungsweg. In dieser Gruppenarbeit war das Revolutionäre, dass die Rollenhierarchie insoweit aufgehoben wurde, als Mitarbeiter zusammen mit den Klinikgästen den NIP-Prozess miterleben und daran teilnehmen konnten.

Es war einfach eine turbulente und fruchtbare Zeit, in der wir alle, jede Schwester, jeder Arzt, die Verwaltungsmitarbeiter, die Reinigungskräfte mit wirklicher Freude die Kullenmühle aufbauten und an einer therapeutischen Gemeinschaft mitwirkten, in der jede Persönlichkeit die Chance erhielt, von der Gemeinschaft angenommen zu werden und sich in ihr entwickeln zu können.

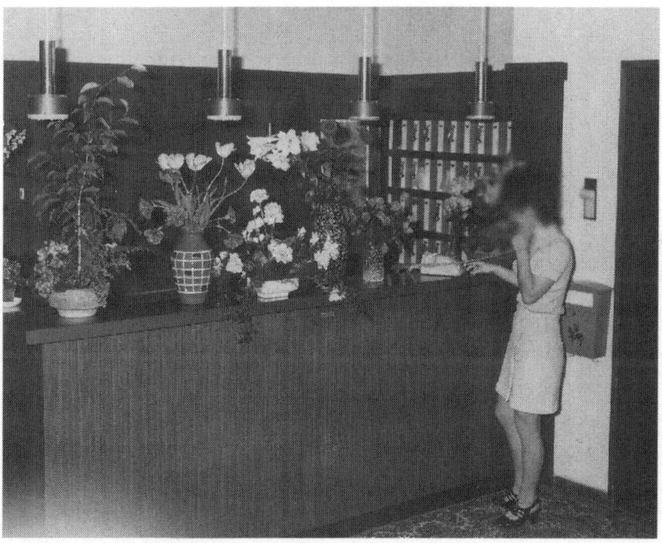

Die Rezeption in der Kullenmühle

Ob das Haus mit neuen Gardinen bestückt wurde, die Walter, weil er körperlich so schön groß war, mit Wolfgang zusammen aufhing (Walther auf der Leiter, die Wolfgang festhielt und dabei schaute, ob alles richtig ist …) und ich ihr Werk begutachtete, ob wir oben unsere neuen Intensivzimmer einrichteten oder ob wir eine Horde Kegelbrüder verscheuchten, es war für uns von dem Gedanken getragen, dass wir alle gemeinsam einen neuen Weg beschreiten wollten, in dem der Mensch die Person sein konnte, die er wirklich war. Keine Rollenmaske, kein Versager, sondern ein Mensch wie du und ich.

Ich habe ein kleines Büchlein aufbewahrt, mein persönliches Gästebuch, in das der eine oder andere Klinikgast mir zum Abschied eine Rückmeldung schenkte. In anonymisierter Form möchte ich daraus zitieren, weil es dann noch deutlicher wird, wie sich Gäste in unserem Haus fühlten.

Liebe Rosel,
ausgestopft und als Museumsstück gefiele ich dir gar nicht, da wäre ich leer und hohläugig...
Hier in Herrenalb war es für mich wie auf einer aufregenden, turbulenten Insel. Du lebst ja seit fünfzehn Jahren auf diesem Vulkan, der immerzu explodiert von Begegnungen, Zärtlichkeit, Sanftheit und Auseinandersetzung...
Jeder hier hat seinen Platz auszufüllen...
Gerade als Rezepteuse habe ich gelernt, wie viele Schwestern im Verborgenen wirken, da wird nie von geredet, aber die Gäste profitieren nicht nur von eurem exakten Fachwissen, sondern auch von eurer Menschlichkeit und der Fähigkeit zu geben und zuzuhören...

Beobachten und Kommunizieren

Wir wollten gerne Rückmeldungen von unseren Gästen erhalten, wie unser Angebot ankommt, wie es aufgenommen wird und auch, was es bewirkt. Wir hatten ja bereits sehr früh das ZBV eingeführt. ZBV bedeutet, "Zur besonderen Verwöhnung" und umfasste sinnvolle Arbeiten, die unsere Gäste während ihres Aufenthaltes erledigen mussten. Das konnten Arbeiten im Haus oder draußen sein, mit denen das Personal unterstützt (nicht ersetzt!) werden konnte. Mit diesen Tätigkeiten sollte ein wenig Alltag in das Leben unserer Gäste einkehren. Damit wurde auch die Übernahme von Verantwortung und der Umgang mit einer Zeitstruktur geübt.

Für die neuen Gäste gab es eine dreiwöchige Kontaktsperre, das hieß keine Telefonate nach draußen, keine Zeitungen, Handys gab es damals noch nicht und Ausgänge wurden erst nach zehn Tagen, nur in die nähere Umgebung der Klinik gestattet. Der Sinn dieser Absprache lag darin, dass der Gast wirklich mit sich selbst in der Klinik ankommen sollte und von störenden Ablenkungen befreit seine Therapie beginnen konnte. Also, keine Ablenkung durch Freunde oder Angehörige, die am Telefon etwas fragen konnten oder denen man etwas erzählen konnte. Mit dieser Ruhe konnte man sich auf sich selbst, auf die Gemeinschaft und auf das therapeutische Programm einlassen.

Obwohl es für viele anfänglich ungewohnt war, sich auf diese Absprachen einzulassen, wurden sie im Nachhinein fast immer als hilfreich bewertet.

Patienten, die, wie es allgemein formuliert wird, „entlassen" werden, verabschieden sich von der Gemeinschaft mit ihrem „großen Sprung", dem BIG STEP. Dieses so wichtige Ritual kannten wir von den amerikanischen Einrichtungen in Bad

Cannstatt. Der Big Step ermöglicht jedem Gast, noch einmal kurz die Befindlichkeit beim Ankommen in der Klinik, die gemachten Erfahrungen und das Erleben in- und mit der Gemeinschaft zu schildern. Auch Ehemalige, Angehörige und Freunde können daran teilnehmen. Das ist ein begleitender Schritt nach – draußen.

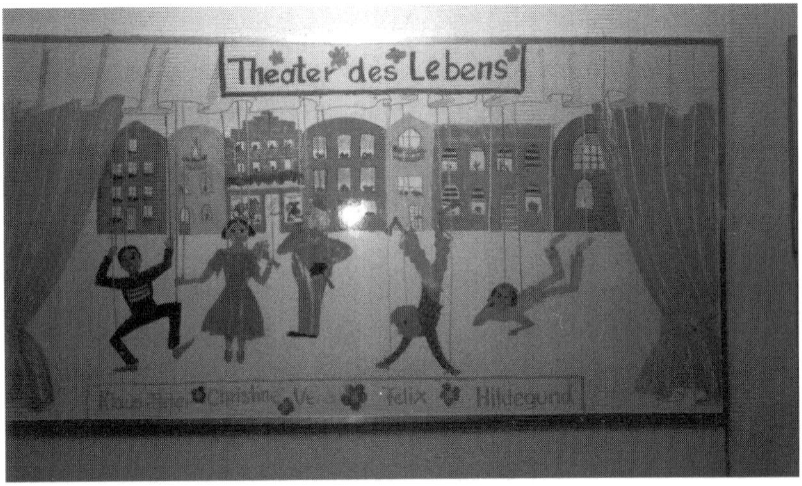

Die BIG STEP Ankündigungstafel

Es gab immer wieder von einzelnen Gästen eine solche Begeisterung und Bindung an die Klinik, dass einige von ihnen nach Bad Herrenalb zogen, um weiter mit uns in Kontakt bleiben zu können. Außerdem hatten viele ehemalige Gäste den Wunsch nach weiteren Kontakten. Daraus entstanden die Pfingsttreffen. Walther hatte damals die Idee, ein regelmäßiges Ehemaligentreffen anzubieten. Als Termin bot sich Pfingsten an. Das erste dieser Treffen wurde gleich derart positiv angenommen, dass wir danach jedes Jahr ein Pfingsttreffen durchführten.

Die Pfingsttreffen führten zu einer intensiven Begegnung zwischen den ehemaligen Gästen, den vorhandenen Klinikgästen und den Mitarbeitern. Die Ehemaligen konnten an den Meetings teilnehmen, konnten erzählen, wie es ihnen nach der Klinikzeit ergangen war, was sie geändert hatten - und was nicht - und nahmen natürlich an den geselligen Programmen teil. Wir grillten zumeist auf der Terrasse und genossen die vielen Gespräche, die dort entstanden. Die Pfingsttreffen gibt es bis zum heutigen Tag.

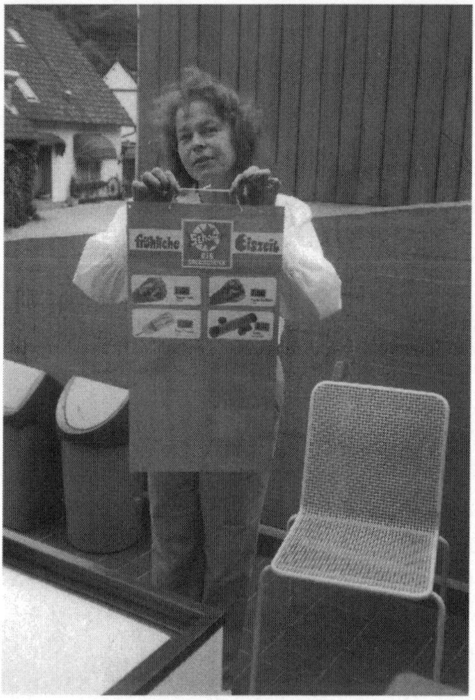

Rosel während des Pfingsttreffens 1983

Ich wurde einmal gefragt, ob einzelne Menschen für das Gelingen der Gründungsphase in der Kullenmühle besonders wichtig waren. Was ich wirklich dazu antworten kann, ist die Feststellung, dass wirklich jeder in seiner Weise wichtig war. Das Bad Herrenalber Modell war ja zu Beginn für uns alle neu. Davon war die Raumpflegerin genauso betroffen wie der Oberarzt. Ohne das große Engagement des Teams wäre es nicht entstanden. Auch die Ärzte der ersten Jahre kamen ja alle aus anderen Bereichen und ließen sich mit viel Herzblut und einer hohen Bereitschaft zur Begegnung auf die neue Entwicklung ein. Alle waren interessiert und auch motiviert, bei uns und mit uns neue Wege zu gehen.

Im Laufe der Zeit wurden die meisten Ärzte reifer und erfahrener und entwuchsen ihren "Kinderschuhen". Sie gingen dann auch nach draußen, hielten Vorträge und wurden zu Multiplikatoren für unser Modell. Walther erhielt damit sehr schnell Unterstützer, wobei er sich das Zepter nicht hat aus der Hand nehmen lassen, aber ohne die anderen hätte er die Klinik nicht erfolgreich führen können. Einige der Ärzte, die in der Kullenmühle arbeiteten, gründeten als Chefärzte andere psychosomatische Kliniken oder Institute, die in Anlehnung an das Bad Herrenalber Modell arbeiteten oder eröffneten eine Praxis, in der die in der Kullenmühle gelebten Prinzipien Eingang fanden. Für Walther war es immer wichtig Chef zu bleiben, aber als er sah, wie seine ärztlichen Kollegen und Schüler an anderer Stelle arbeiteten, war er sehr stolz, weil er sah, wie seine Ideen und sein Modell weiterlebten.

Später, in den achtziger Jahren, lud Walther auch Medizinstudenten und junge Ärzte zu einem Praktikum ein, damit möglichst viele Fachleute das Therapiekonzept kennenlernen konnten. Was Walther geschaffen hat, war eine Klinik im Sinne eines offenen Systems. Er ließ einen ständigen Austausch zwischen drinnen und draußen zu. Aber was er zusätzlich lehrte, war der Unterschied zwischen den Beschreibungen in der Fachliteratur und der konkreten Begegnung mit den Menschen. Wenn man Fachliteratur liest, macht man das, um sich mit Krankheitsbildern auseinanderzusetzen und um Therapieformen bewerten zu können. Aber wenn man konkret mit Menschen arbeitet, sieht die Realität anders aus. Da liegt noch soviel dazwischen. Und eben dies macht den Unterschied und die große Bedeutung von Walthers Ansatz aus.

Das war für mich auch später der Grund, ganz praktisch mit essgestörten Menschen zu arbeiten und nicht unbedingt literaturkonform vorzugehen. Ständiges Wiegen oder andere Maßnahmen sind technische Hilfen und Maßnahmen, aber nicht ein

Zugang zur Seele. Dabei möchte ich betonen, dass das hier Geschilderte *meine* Erfahrungen mit erwachsenen Betroffenen sind und andere ihre eigenen Erfahrungen, Methoden und Arbeitsweisen haben.

Doch um ein Beispiel für das oben Gesagte zu nennen, erinnere ich daran, dass früher Magersüchtige gefüttert wurden. Über diese Praxis kam es, wenn auch nicht in unserem Haus, zu brenzligen, gefährlichen Lebenssituationen, denn wenn der Köper einer Magersüchtigen jahrelang auf Minimum gehalten wird und bekommt dann auf einmal einen Liter Sahne zugeführt, wenn auch über den Tag verteilt, dann kann der Stoffwechsel in eine völlige Überforderung hineingeraten. Außerdem erreicht man die Menschen in ihrer seelischen Not auf diese Weise nicht.

Heute weiß man ja, dass der mehrjährige Mangel die körperlichen Regulationen negativ verändert und Organschäden auftreten können. Auch wird die Hirnfunktion vielfach beeinträchtigt. Damals war die medizinische Forschung noch nicht soweit, das wissen zu können. Doch Walther und wir erkannten frühzeitig, dass es wichtig war, erst zu schauen, welche Persönlichkeit uns da gegenüber saß. Uns interessierte die Lebenssituation des Gastes. Wir fragten, ob er schon einiges von sich aus unternommen hatte, um aus seiner Misere rauszukommen. Auch war die Frage wichtig, ob er freiwillig, aus einer eigenen Motivation heraus, zu uns kam oder ob er in irgendeiner Weise geschickt wurde. Mit geschickten Patienten hatten wir weniger Glück. Das gilt bis zum heutigen Zeitpunkt. Die Freiwilligkeit ist entscheidend. Das traf auch auf Menschen mit anderen Problemen zu. Wenn ein Alkoholiker zu uns kam, nur weil er in seiner Umgebung Druck erhielt und seine eigene Motivation gering war, dauerte es lange, bis er eine erste Einsicht in seine Abhängigkeit bekam.

Walther hatte mal einen Patienten, der den Begriff „Selbsthilfegruppe“ nicht kannte und sich auch sonst sehr schwer tat, sein Alkoholproblem als ein solches einzusehen. Walther fragte ihn:

„Bist du schon mal betrunken aufgefallen?“

„Ja.“, war die Antwort.

Darauf Walther:

„Ist es dir lieber, ein stadtbekannter Säufer – oder ein anonymer Alkoholiker zu sein?“

Wir haben mit den “Geschickten” immer gemeinsam geprüft, wie die Menschen seiner Umgebung ihn sahen und ob diese Sichtweise vielleicht berechtigt war. Denn häufig ist es ja so, dass in der Umgebung eher eine Schieflage wahrgenommen wird und es der Betroffene selbst als Letzter merkt. Oft wollen sie ja ihre Abhängigkeit nicht wahrhaben. Dann stand die Arbeit an der Selbstakzeptanz der Abhängigkeit oder der Erkrankung im Vordergrund. Das zog sich wie ein roter Faden durch alle Hilfsangebote, sei es in den Selbsthilfegruppen oder sonst wo. Immer wurde die Persönlichkeit des einzelnen Menschen in den Vordergrund gestellt.

Jürgen:

Rosel, deine Professionalität und Persönlichkeit weicht deutlich von der klassischen Rolle einer Krankenschwester ab. Aus meiner Sicht bis du in all den Jahren eine erfahrene Therapeutin geworden. Die zwar den Titel einer Therapeutin nicht trägt, aber in der Substanz diese Rolle ausfüllt.

Rosel:

Das ungefähr hatte der Chef von Gengenbach in meinem Zeugnis geschrieben.

Jürgen:

Ich würde gerne von dir noch etwas zu dem Menschenbild hören, so wie du es in deiner Arbeit gelebt hast, also dein Menschenbild in der Begegnung mit den Patienten begreifbarer machen.

Rosel:

Wir haben ja grundsätzlich alle dadurch, dass wir zentral gearbeitet haben (keine abgeschlossenen Schwesterzimmer, sondern ein offener, sichtbarer Raum), einen sehr menschlichen, nahen

Kontakt zu unseren Gästen gehabt. Bei uns arbeitete damals eine Schwester, die sich als Person hervorragend einbrachte und viel mit den Patienten unternahm, auch in ihrer Freizeit. Aber auch die anderen Schwestern brachten sich in den Begegnungen und in den Teamsitzungen konstruktiv und hilfreich ein. Wir waren ja, was das Aufgabenspektrum betraf, nicht mehr die klassischen Krankenschwestern.

Zwar gab es auch die üblichen medizinischen und pflegerischen Aufgaben, aber wichtig war die Beziehungsarbeit mit unseren Gästen. Ich finde, es ist schwer zu beschreiben, worin die Aufgaben der Schwestern in der Psychosomatik lagen. Das ist etwas, das erlebt werden muss.

Joachim:
Wie verliefen die Teamsitzungen?

Rosel:
Wir berichteten, was in der Nacht war, klärten, welche Aufgaben anstanden, reflektierten, welche Prozesse in den Gruppen stattgefunden hatten, damit wir unter Umständen auf einen Gast besonders eingehen konnten. Im Vordergrund stand ja die Gruppenarbeit. Es gab immer mehrere Gruppen mit jeweils einem Therapeuten, eventuell zusätzlich mit einem Praktikanten. Auch die Schwestern konnten daran teilnehmen, wenn es der Arbeitsablauf erlaubte.

Was die essgestörten Patienten betraf, wurde schnell deutlich, dass ich mich besonders gern damit befasste, weil ich selbst in meiner Freiburger Zeit eine kurze Phase mit einer Essstörung hatte. Deshalb hatte ich ganz einfach einen Blick und ein Ohr für Essstörungen. Eine der Therapeutinnen war eine Amerikanerin, die für eine begrenzte Zeit als Gruppentherapeutin und als Ansprechpartnerin für Patienten mit Essstörungen nach der Casriel Methode arbeitete. Ihr wurde bald bewusst, dass eine rein psychotherapeutische Vorgehensweise ergänzungsbedürftig war. Der Alltag der Betroffenen musste mit thematisiert werden, weil nur so die Gesamtheit einer Person begriffen werden konnte. Sie sprach gut deutsch, doch gab es mitunter, wenn die ganz feinen Töne angeschlagen wurden, kleinere Verständnisprobleme. So fragte sie mich, ob ich Interesse hätte, selbst eine Gruppe anzubieten.

ESSSTÖRUNGEN

Jürgen:
Was sagte Walther dazu?

Rosel:
Prima!- sagte er. Es begann ja schon ansatzweise in Gengenbach. Damit einher gingen eine Reihe von Fort- und Weiterbildungsmaßnahmen z.B. in Gesprächsführung. Ich hatte ja zuvor immer wieder an Gruppen teilgenommen, hatte mich mit der damaligen Fachliteratur auseinandergesetzt und war ja selbst mit meiner vorübergehenden Essstörung Betroffene gewesen. Neu für mich war die Verantwortung für die Gruppe, für den therapeutischen Prozess. Dass ich jetzt genau gucken musste, wie ich den Einzelnen abholen konnte, um ihn in die Gruppe einbeziehen zu können.

Die Rahmenbedingungen unserer Arbeit mit essgestörten Erwachsenen änderten sich bereits kurz nach der Betriebsaufnahme der Kullenmühle. Die anfänglich noch üblichen Maßnahmen, wie das Einschließen des Patienten, die Gewichtsüberwachung usw., beendeten wir. Die alten Vorgehensweisen fanden wir furchtbar, damit fühlten wir uns alle sehr unwohl. Als ich dann mit ins Boot stieg, begannen wir etwas anderes zu machen. Wir versuchten mehr darüber zu reden, was hinter der Essstörung steht und wozu sie gebraucht wird. Was bedeutet es denn, wenn man kotzt? Will das Essen raus? Oder ist da etwas anderes, das zum Kotzen ist? Ich lernte damals, und betreibe das bis zum heutigen Tag, die verwendete Sprache genau zu betrachten. Verschleiern die Worte etwas - oder beschreiben sie genau das, was ist? Meine Sprachbetrachtungen nenne ich „Wortklauberei".

Ich frage zum Beispiel einen magersüchtigen Menschen, wenn er sich verdünnisiert, warum er verschwinden will? Immer erfrage ich, in welcher Lebenssituation das Kotzen angefangen hat. Aber auch die Frage, wer Schwierigkeiten bekommt, wenn sich der Essgestörte verändert, ist für den therapeutischen Prozess mitunter sehr wichtig. Ich arbeitete mit therapeutischen Elementen, aber auch mit alltagstauglichen Empfehlungen. Ich wusste ja selbst, wie schwierig es ist, wenn man bei einem Besuch angebotenes Essen ablehnt. Wenn ein trockener Alkoholiker, der sich jedoch nicht als solcher „outen" will, mit dem Auto unterwegs ist und alkoholische Getränke ablehnt, hat jeder Verständnis, lobt vielleicht sogar das ablehnende Verhalten und bietet möglicherweise noch an, ein Taxi zu bestellen.

Wie aber kann man sich als Essgestörter in einer solchen Situation verhalten? Da müssen gangbare Lösungen erarbeitet werden. Er kann ja nicht sagen, „Ich möchte keinen Kuchen essen, weil ich mit dem Auto unterwegs bin." Er kann sich allerdings schützen, indem er vielleicht sagt, dass er seine Ernährung umgestellt habe oder dass er das angebotene Stück Kuchen gerne mitnehmen würde. Die üblichen alltäglichen Situationen, die fast jeder kennt, wie Aufforderungen von Gastgebern, man solle doch noch mal nachnehmen, müssen durchgesprochen werden, damit unsere Gäste einen Schutz entwickeln können, der individuell einsetzbar ist. Denn jeder kennt ja die Erfahrung, dass einem auf Geburtstagsfeiern oder zu anderen Anlässen Essen im Überfluss angeboten oder geradezu aufgedrängt wird. In der Regel fragen die Leute nicht, was ein Mensch braucht, oder was er sich wünscht. Es wird, ohne dieses Verhalten hier zu kritisieren, einfach aufgetischt und angeboten. Deshalb ist Schutz so wichtig.

Bei allen Essstörungen geht es darum zu lernen, sich etwas zu nehmen, es zu spüren und die Nahrungsaufnahme auszuhalten. Bei allen Essstörungen geht es darum, dass die Betroffenen Essen benutzen, um besser mit dem Leben klar zu kommen. Der Nahrung wird also eine andere Aufgabe zugewiesen, als nur die der Ernährung. Die Nahrung hat ursprünglich die Aufgabe, den

Menschen zu ernähren. Aber auch um Genuss, um Sinnlichkeit zu leben.

Die Nahrung ist kein Medikament, welches bei Liebeskummer hilft oder den Ärger unterdrücken hilft, wenn der Nachbar anfängt, deine Bäume zu beschneiden.

Es ist sehr wichtig zu spüren, dass das, was man isst, für einen in der Natur gewachsen ist. Wenn man sieht, was aus einem kleinen Samenkorn für ein gewaltiger Rettich wird, dann kann man sich vorstellen, dass darin eine enorme Energie enthalten ist. Und diese Energie lässt uns wachsen und ermöglicht uns Leben.

Die Nahrung ist eben kein Mittel, welches wie ein Medikament eingesetzt werden kann, das man nachher wieder ausspuckt oder abführt. Wenn man Nahrung aufgenommen hat, muss man dies auch aushalten können! Meine Erfahrung in der Begleitung von essgestörten Menschen hat gezeigt: „So, wie ich mit meinem Essen/meinem Essverhalten umgehe, ist es ein Spiegelbild meines Lebens!"

Nahrungsprodukte, im Rohzustand oder lecker aufbereitet, können stimmungsverändernde Wirkung haben. Sie haben die Eigenschaft zu sättigen, ein angenehmes Gefühl und glücklich zu machen. Damit haben sie natürlich auch Eigenschaften, die „benutzt" werden können.

Jürgen:
Rosel, kannst Du bitte noch einmal auf deinen Satz eingehen: „Wenn man Nahrung aufgenommen hat, muss man dies auch aushalten können!".

Rosel:
Es geht darum zu akzeptieren und auszuhalten, dass man sich Nahrung genommen hat, dass diese Nahrungsaufnahme körperlich gespürt werden kann, erst in Form eines vollen Magens, dann aber auch in Form einer Gewichtszunahme - oder auch beim "Gewicht-Abgeben", um wieder Raum zu schaffen, damit

ich andere an mich heran lassen kann. Und durch den ganzen Verdauungsprozess.

Wenn jemand sehr dick ist, hat er zu einem anderen Menschen einen deutlichen Abstand. Ich nenne das „Schutzpanzer.“ Übergewicht kann die Funktion haben, anderen zu demonstrieren, „Ich brauche Abstand zu anderen! Mehr Raum.“ Dass ein Unwohlsein im Zusammenhang mit menschlicher Nähe besteht. Häufig steht hinter diesem Verhalten eine hohe Verletzbarkeit der Person. Damit wird dann der „fette Umhang“ zur Rüstung, zum Panzer. Aber das darf nicht zu absolut gesehen werden. Der Begriff des Panzers ist zunächst nur eine Arbeitshypothese. Das bedeutet, dass der Grund für eine adipöse Figur immer wieder neu erfragt werden muss. Auch hier gilt die Regel, dass erst die Person gesehen werden muss - und dann das Symptom.

Jürgen:
Welches Aushalten muss neu gelernt werden?

Rosel:
Es muss auszuhalten gelernt werden, dass plötzlich etwas in mir ist, etwas, das mir wie ein Fremdkörper erscheinen mag. Ich weiß dann nicht, was mit mir passiert. Ich habe keine Kontrolle, keine Sicherheit. Im Magersein ist ja jemand perfekt – aber umgekehrt genauso. Aber Nahrung behalten, bei-sich-behalten, ist ja etwas Neues für viele Essgestörte. Plötzlich erscheint der eigene Köper für andere in einem neuen Licht. Die Hungerleiderfigur ist einer gesunden Fülle gewichen. Du bist dadurch vielleicht auf einmal attraktiv für einen Mann oder für eine Frau geworden. Und wenn ein verdünnisierter Mensch durch die Gewichtszunahme auf einmal attraktiv für andere ist, dann ist auch das persönliches Neuland.

Oder jemand Übergewichtiges hat Gewicht verloren und ist für einen anderen Menschen plötzlich interessanter, dann steht er in einem neuen Erfahrungsfeld. Die Beziehungen verändern sich. Die eigenen Möglichkeiten verändern sich zum Beispiel, indem eine Magersüchtige wieder zur Frau geworden ist, die empfangen und ein Kind austragen kann.

Für essgestörte Menschen geht es immer um das Aushalten neuer persönlicher Erfahrungen. Auch um die Erkenntnis, dass neue Erlebnisse, Gefühle und Beziehungseindrücke nicht weh tun müssen und dass durch die Erweiterung des Leibes das Leben reicher werden kann.

Der Umgang mit der Nahrung hat einen weiteren wichtigen Aspekt, nämlich den, sich etwas „zu nehmen", ohne etwas tun zu müssen. Das ist etwas schwierig zu verstehen. Aber ich versuche das einfach zu erklären. Ich wiederhole den Satz deshalb noch einmal: "Ich habe mir etwas genommen, ohne dass ich dem anderen „dafür" etwas geben muss!"

Wenn jemand zu Kaffee und Kuchen eingeladen wird, könnte er denken, dass dadurch eine Verpflichtung zu einer Gegeneinladung entsteht - dass er eine vielleicht lästige Pflicht zu erfüllen hat. Folglich spürt er die Verpflichtung, immer auch eine Leistung erbringen zu müssen. Das ist ein völlig anderes Gefühl, als wenn ich sagen kann: Das Zusammensein war so schön, das möchte ich noch einmal haben - für ein nächstes Treffen lade ich den jetzigen Gastgeber mal ein. Es ist somit der Lernprozess wichtig, dass ich eigene Grenzen setzen, aber auch verschieben kann. Dazu gehört auch die Möglichkeit, eine vermeintliche Höflichkeit zu unterlassen. Ich darf auch einfach mal nur „nehmen". Vielleicht passt das Wort „Selbstechtheit" dahin.

Ebenso ist es wichtig, dass die Nahrungsaufnahme nicht als Eigenbelohnung für irgendetwas eingesetzt wird, sondern als Genuss. Wenn ein Mensch mit der Diagnose Essstörung zum Beispiel eine Prüfung besteht, kann er grundsätzlich von sich keine Belohnung durch Essen einfordern. Er hat ja durch das erreichte Ziel selbst schon eine Belohnung. Wenn er auf Essen als Belohnung fixiert ist, fehlt eine liebevoll selbst gesetzte Grenze. Dann besteht die Gefahr, dass einem alles, was auch nur irgendwie als Begründung herhalten kann, als Rechtfertigung für Essen dient. Da geht es nur um das Haben-wollen.

Wenn ich stattdessen etwas zu mir nehme, was ich wirklich

brauche, dann habe ich eine Vorstellung von dem, was ich zu mir nehmen möchte, und damit auch eine sinnvolle Begrenzung. Wahl- und Ziellosigkeit ist schädlich. Die Patienten, die mich kennengelernt haben, kennen auch zumeist einen Spruch, der mir sehr wichtig ist:

Ich denke beim Essen auch an all die Kräfte der Natur, die unsere Nahrung entstehen ließen. Ich sehe die Sonne, die auf unserer Erde scheint, den Regen, der die Natur nährt, den erfrischenden Wind und den Boden, der alle Pflanzen mit den nötigen Nähr- und Wirkstoffen versorgt und ihnen eine Heimat bietet. Mit jedem Bissen nehme ich die Energie dieser Naturkräfte in mich auf.

Verfasser unbekannt

Jürgen:
Der Spruch beinhaltet eine hohe Achtung vor dem Leben.

Rosel:
Ja! Ich lege ohnehin sehr viel Wert auf die eigene Wertschätzung und Achtung. Dazu gehört, dass ein Mensch lernt, sich zu akzeptieren und in sich selbst einen wertvollen Menschen sehen zu können.

Dass ich ein Mensch bin, der Schwächen haben darf, der Fehler machen darf, der auch etwas wiedergutmachen kann. Das bedeutet Abschied von dem Idealbild eines perfekten Menschen. Ein Mensch darf unvollkommen sein und er soll sich sogar in seiner Unvollkommenheit mögen können. Und – er soll aufhören, „sich leben“ zu lassen…

EINDRÜCKE
AUS DEM GESPRÄCH MIT ROSEL

Joachim bedient das Tonbandgerät und ist sichtlich fasziniert von Rosels enormer Praxiserfahrung und von ihrer lebendigen Erzählweise. Mit ergeht es ebenso. Rosel besitzt eine ungeheure Ausdauer und Konzentrationsfähigkeit. Sie erzählt in manchen Phasen so plastisch, dass in meinem Kopf ein Bilderbuch entsteht. Ich kann mir die Räume in der Kullenmühle vorstellen. Ich sehe den Kegelclub, wie er in das Klinikgebäude hineingeht und Rosel in ihrer bestimmenden Art den grölenden Menschenpulk stoppt.

Auf dem Tisch in Rosels Zimmer stehen unsere Kaffeetassen und während wir immer mal wieder einen warmen Schluck zu uns nehmen, breitet Rosel ihre Haltung vor uns aus. Haltung bedeutet auch, Position zu beziehen, bedeutet zu wissen, wie ein Problem, wie das einer Essstörung, entstanden ist und wie es abgebaut werden kann. Uns wird deutlich, dass Rosel keine Rezepte empfiehlt, sondern bereit war und ist, jede Persönlichkeit als unverwechselbares Einzelwesen kennenzulernen und in einer spiegelnden und helfenden Weise die Veränderung und Lösung der Essstörung zu begleiten.

Wir lernten von Rosel mehr, als mit Lesen von vielen medizinischen und psychologischen Fachbüchern möglich wäre. Plötzlich sagte Rosel etwas - und schon mussten wir unsere Ohren wieder spitzen, weil damit, ohne dass sie dafür eine Überschrift benutzte, eine neue Lektion eingeleitet wurde. Die nächste Lektion begann mit der Erklärung des Begriffes Esssucht.

Fortsetzung des Interviews über die Essstörungen

Rosel:
Ich definiere auch bzw. unterscheide auch die Essstörung von der Esssucht. Eine Esssucht ist dann vorhanden, wenn das Thema "Essen" den Betroffenen beherrscht. Und zwar in einer Weise, dass kein Platz mehr für den Betroffenen selbst vorhanden ist. Praktisch sieht das so aus, dass ein Esssüchtiger den ganzen Tag mit dem Thema "Essen" beschäftigt ist. Die Kriterien der Sucht sind:

1. das Einsetzen einer fremden Substanz,
2. die Steigerung der Substanz,
3. Entzugserscheinungen bei Reduzierung und Absetzen,
4. und manchmal das Verlassen der sozialen Einbettung auch im Sinne von Kriminalität.

Für die „Betroffenen mit Essstörung“ kann die Störung irgendwann übergehen in die Esssucht, was dann vergleichbar ist mit der Entwicklung von Alkoholmissbrauch zur Definition des „Alkoholikers“.

Jürgen:
Kriminalität bei Betroffenen mit Essstörung? Wie ist das zu verstehen?

Rosel:
Früher erlebte ich häufig, dass süchtige Betroffene mit Essstö-

rung Automaten aufbrachen. Heute kommt das nicht mehr so oft vor, weil die Nachttankstellen jetzt durchgehend Einkäufe auch von Nahrungsmitteln ermöglichen. Aber nicht nur das ist Ausdruck von Veränderungen im Konsumverhalten.
Verändert sind auch die gesellschaftlichen Faktoren, die Essstörungen begünstigen. Nach meiner Beobachtung ergibt sich ein verändertes Gesamtbild durch veränderte Leitbilder, die Folgen der Globalisierung und die jederzeitige Verfügbarkeit von Nahrung.

Jürgen:
Da nennst du drei Faktoren. Wie sind diese zu verstehen?

Rosel:
Leitbilder sind die Vorgaben der Modeindustrie, der Werbung und des Films. Man muss sich ja nur den gängigen Modeltyp ansehen - und erkennt darin den Körper einer Magersüchtigen. Dahinter steht der Wunsch, schön und schlank sein zu wollen, aber auch der Druck, schlank sein zu müssen.

Den Effekt der Globalisierung sehe ich darin, dass man zu jeder Zeit alles an Nahrungsmitteln haben kann, dazu kommen Produkte, die nicht zur europäischen Küche gehören. Denken wir an all die exotischen Früchte. Spargel gibt es doch ganzjährig in bestimmten Geschäften, zum Beispiel aus Peru, oder Erdbeeren, die werden aus Südafrika oder sonst woher eingeflogen.

Zudem wird mehr Nahrung aufgenommen, als der Körper in der Regel benötigt. Wir arbeiten ja kaum noch körperlich so hart wie in früheren Zeiten. Die Energie, die wir zu uns nehmen, arbeiten wir nicht mehr ab. Aufgrund der ständigen Verfügbarkeit aller Nahrungsmittel zu jeder Zeit gibt es keine wirklichen Esspausen mehr. Zudem entfällt die frühere, jahreszeitlich geprägte Esskultur. Wintergemüse im Winter, Baumfrüchte im Herbst und Salate im Frühjahr.

Die meisten Patienten möchten schlank sein, weil schlanksein, gleich schön-sein bedeutet. Schlank sein wird empfunden als die Möglichkeit, eine "gute Figur" zu machen. Da frage ich manchmal, was der Satz bedeutet “Ich muss heute eine gute Figur machen”. Mitunter bedeutet das nämlich, etwas darzustellen, was man gar nicht ist , was aber von anderen erwartet wird.

Jürgen:
Du hattest zu einem früheren Zeitpunkt gesagt, dass du immer versuchst, erst den Menschen und dann das Symptom zu sehen. Wie setzt du das in deiner Arbeit mit Betroffenen mit einer Essstörung um?

Rosel:
Ich lasse mir die momentane Situation schildern, aus der jemand kommt, einschließlich des konkreten Essverhaltens. Wann die Störung begonnen hat. Wie zum Zeitpunkt des Beginns die Lebenssituation war.

Und frage dann gezielt: ”Wozu hast Du das gebraucht?”

“Wozu hast Du das gebraucht, nicht zu essen, oder zuviel zu essen, oder zu kotzen?“

„Was hat es dir gegeben?“

„Für was war das ein Ersatz?“

Da kommen natürlich die unterschiedlichsten Antworten, wie z.B. Macht, Selbstbestimmung oder anderen etwas heimzahlen zu wollen. Mit den Antworten verbunden sind Beschreibungen der eigenen Not und des Schmerzes. Ich spüre, dass der Patient eine Veränderung braucht, aber dass er noch nicht weiß, wie man diese erzielen und aufbauen kann. Das ist für die Patienten die große Frage, die ich immer wieder erlebe.

Patienten mit Essstörungen möchten die Störung loswerden, egal wie! Manchmal knüpfen sie an diesen Wunsch Bedingungen (ich höre damit auf, wenn das und das passiert), aber es kann auch so sein, dass jemand sagt, ich kann nicht mehr, mir ist alles recht, Hauptsache, ich finde einen Weg, um wieder klar zu kommen. Übersetzt heißt dies, dass ein Patient beginnt, sich selbst eine liebevolle Struktur zu erarbeiten. Und meine Rolle ist dabei, ihnen bei der Entwicklung einer liebevollen Struktur durch Absprachen zu helfen und sie auf ihrer Wegfindung zu

begleiten. Mit dem Begriff der "liebevollen Struktur" meine ich, dass der Tagesablauf nicht durch Gebote und Verbote bestimmt wird, sondern dass ich mich wirklich hinsetze und mir einen liebevollen Umgang für mich- und mit mir selbst erarbeite.
Dabei prüfe ich, was ich machen kann, was ich machen muss und was nicht realistisch ist. Dazu gehört, Selbstbestrafungstendenzen auszuklammern. Und es gehört dazu festzustellen, wo man steht und wo man hin möchte.

WO STEHE ICH? WO WILL ICH HIN?

Jürgen:
Wenn du sagst, dass die Orientierung sich auf realistische Ziele beziehen soll, dann hast du bestimmt ein Beispiel dafür.

Rosel:
Ich bringe dir jetzt mal ein ganz tolles Beispiel. Ich unterscheide immer zwischen dem, was ich brauche und dem, was ich haben will. Oft lasse ich diese Fragestellungen schriftlich erarbeiten. Auf der einen Seite des Blattes wird erfasst, was jemand braucht und auf der anderen Seite, was jemand haben will. Dann kann man die deckungsgleichen Bereiche unterstreichen und sich den Rest gründlich anschauen.

Wenn dann gefragt wird, „Was ist es denn, was ich brauche?", bringe ich ein einfaches Beispiel, welches mit dem Essen gar nichts zu tun hat, aber mit meiner Lebensrealität.

"Ich wünsche mir ein Wohnmobil! Aber erstens kann ich es mir nicht leisten. Zweitens wüsste ich gar nicht, wo ich es unterstellen könnte. Und drittens kann ich mit dem Wohnmobil nicht täglich zu meiner Arbeit fahren.

Aber ich brauche ein Auto! Das kann ich bezahlen, das passt in die Garage und das bringt mich zur Arbeit. Der Wunsch nach dem Wohnmobil bleibt.

Aber es gibt Wünsche, die für mich nicht erfüllbar sind. Doch wenn ich mehr *das* betrachte, was ich wirklich brauche, verliere ich den Neid und die Enttäuschung, nicht das zu haben, was ich gerne hätte.

Jürgen:
Das kann ja auch entspannend sein. Man muss nicht mehr Zielen hinterherlaufen, die einen überfordern.

Rosel:
Ja! Was nicht geht, geht nicht! Ich kann eben nicht alles haben, was ich mir vorstelle. Aber ich kann im Selbstgespräch mit mir herausfinden, was ich wirklich brauche. Zudem arbeite ich mit den Klinikgästen zwei Listen durch. Die erste ist für den stationären Aufenthalt gedacht und die zweite enthält Anregungen für zuhause. Ich nenne sie die WEGFINDUNGS- Listen.

Diese einzelnen Schritte geben ein sehr sicheres Fundament und den Rahmen, um zu Hause damit weiterzumachen.

ACHTSAMKEIT UND EIGENE WERTSCHÄTZUNG

sind wichtige Schritte zur Wegfindung

Schritte und Absprachen zur Wegfindung

- **Drei Mahlzeiten pro Tag –dazwischen ist Leben**
  SINN DIESER VEREINBARUNG: wieder eine liebevolle und achtsame Struktur für sich selbst zu leben

- **Keine der drei Mahlzeiten ausfallen lassen**
  Bekanntlich wird die fehlende Mahlzeit in der Menge/im Gehalt gerne nachgeholt/entschuldigt: „Ich habe ja nicht gefrühstückt …

- **Bei den jeweiligen Mahlzeiten nichts nachholen**
  Eine gute Übung, um zu spüren, zu entscheiden, was und wie viel **brauche** ich von dem Nahrungsangebot – (nicht, was **will** ich)

- **Die angebotenen Süßprodukte (Nachtisch) nicht verdoppeln**

- **Keinen Süßstoff (Lightprodukte) essen/ verwenden**
  Diese Produkte können abhängig machen

- **Keine Zwischenmahlzeiten** (evt. nur bei bedrohlichem Untergewicht)

- **Keinen aromatisierten Kaffee oder Tee** (beide Produkte können den Appetit steigern)

- **Keine Problemlösungsgespräche bei Tisch während des Essens**

Wie kann es zu Hause weitergehen?

- **Kontakt zu einer Selbsthilfegruppe (12-Schritte-Gruppe)**

- **Für die erste Zeit weiterhin die DREI Mahlzeiten einhalten**

- **Einkaufzettel schreiben (nie auf nüchternen Magen)**
  Mit eigener Unterschrift versehen – das ist ein Vertrag!

- **EIN Produkt kann zusätzlich gekauft/ausgetauscht werden**

- **Die eigene Vorratshaltung überprüfen**
  (Sicherheit/Es könnte eventuell nicht genug sein…)

- **Sich von Angewohnheiten/üblichen Ritualen, die mir nicht gut tun, verabschieden**

- **Aufhören, sich „leben zu lassen"**

- **ZWEI Genussmahlzeiten pro Woche sind möglich**
  (wenn das Essverhalten/die Struktur nicht mehr als SUCHT-MITTEL eingesetzt wird. Eine Gutschrift gibt es nicht, aber auch keine Mahlzeit dafür ausfallen lassen.

- **Bei ZUCKER- und WEISSMEHL- Unverträglichkeiten:**
  Abstinenz von diesen Produkten

Wie die Arbeit mit einem Gast (Patienten) beginnt

Mit jedem Patienten, der die Klinik aufgrund seiner Essstörung aufsucht, und auch mit denen, deren Essstörung erst während des Aufenthaltes in der Klinik bekannt wird, wird ein Erstgespräch durchgeführt. Die Zuweisung erfolgt über den jeweiligen Therapeuten. Ich stelle mich dem Patienten vor. Erzähle ihm von meinem Beratungs- und Begleitungsangebot, wie lange ich bereits im Haus arbeite, dass ich Gründungsmitglied bin und in den fünfziger/sechziger Jahren auch meine Krise im Sinne einer Essstörung hatte. Das ich abstinent bin, aber nicht staubtrocken. Wie ich den Begriff "staubtrocken" verstehe, wird an anderer Stelle beschreiben. Es werden hier keine Ratschläge erteilt, sondern gemeinsam Empfehlungen erarbeitet. Mir geht es von der ersten Minute an um den Aufbau einer vertrauensvollen Beziehung, in der deutlich wird, dass mein Gegenüber den Verlauf seiner Wegfindung mitbestimmt. Mir ist die Selbstverantwortung, die jeder Mensch haben sollte, ein wichtiger Baustein.

Der Betroffene kann jederzeit sagen, wie er die Begegnung mit mir empfindet. Danach erkläre ich ihm das von mir entwickelte Konzept, welches nur hier in der Klinik Gültigkeit besitzt, und das unter anderem darauf basiert, dass Absprachen getroffen werden - und nicht ein Regelwerk übergestülpt wird.

Wir sprechen ab, dass kein Süßstoff verwandt wird und keine Lightgetränke konsumiert werden, denn die erzeugen bekanntermaßen eine Abhängigkeit und verführen dazu, mehr zu essen und zu trinken. Ebenso vereinbaren wir, dass keine aromatisierten Produkte, wie Kaffee mit Aromastoffen und anderes, benutzt werden. Die Erfahrung zeigt ja, dass es etwas anderes ist, wenn man einen Quark mit Erdbeergeschmack aus dem Labor ist, statt frische Früchte zu verwenden. Die Grundlage der Vereinbarung ist die Übereinkunft, dass drei Mahlzeiten pro Tag ausreichen.

DREI MAHLZEITEN UND DAZWISCHEN IST LEBEN

Wenn man eine der drei Mahlzeiten ausfallen lässt, wird jede ausgefallene Mahlzeit nachgeholt. Entweder wird der Gehalt in der nächsten Mahlzeit erhöht oder die Menge vergrößert.

Eine weitere Absprache ist, dass während einer Mahlzeit nichts nachgeholt wird. Die Einhaltung dieser Absprache führt dazu, dass man sich im vorhinein Gedanken darüber macht, was- und wie viel man essen möchte. Dass der Betroffene für sich klären kann, was er wirklich braucht. Wenn jemand immer nachholen könnte, bräuchte er sich ja keine Grenze zu setzen.

Für den Fall, dass die eigene Portion zu gering eingeschätzt wurde, gilt der Spruch: “Das nächste Futter ist gesichert!”. Es ist wichtig, Selbstbegrenzung zu üben und in einem solchen Fall nicht das Versäumte mit der nächsten Mahlzeit nachzuholen. Falls jemand sich zu viel genommen hat, soll er die überschüssige Menge auf dem Teller liegen lassen. Sie muss nicht aufgegessen werden, weil einem als Kind gesagt wurde, „dass es dann regnet!“ Auch das muss geübt werden.

Grundsätzlich betone ich, wie wichtig es ist, „das rechte Maß“ einzuüben, also die passende Menge einschätzen zu können. Das eigene Bauchgefühl ist hierbei ein guter Ratgeber. Im Laufe des Übens kann das Bauchgefühl einem sehr zuverlässig sagen, ob mehr oder weniger gebraucht wird. Die bewusste Mengenbestimmung ist zudem ein gutes Mittel gegen jede Form eigener Maßlosigkeit.

Bei der Zusammenstellung der notwendigen Portion sollen die Produkte nicht verdoppelt werden. Also nicht zwei Nachtische oder zwei Äpfel mit zum Tisch nehmen. Schließlich schmeckt das zweite Dessert ja genauso wie das erste. Guter Geschmack ist nicht steigerbar! Vielleicht wird mit einer etwas witzigen Vorstellung der Sinn dieser Absprache etwas verständlicher: Wenn jemand täglich nur eine Scheibe Wurst mehr zu sich nimmt, dann ergibt das dreihundertfünfundsechzig Scheiben im Jahr. Für einen Betroffenen mit Essstörung sind solche Absprachen eine absolute Strukturhilfe. Wenn man über die notwendige Menge hinausgeht, kann das eigene Essverhalten wieder ins Uferlose führen. Das ist wie beim Alkoholiker. Wenn dieser das erste Glas nimmt, kann er das zweite nicht mehr stehen lassen. Der bewusste Umgang mit der Essensmenge muss schon deshalb geübt werden, weil ja das Essen für den essgestörten Menschen eine ganz bestimmte „Funktion" erfüllt hat.

Wenn einfach ein Häppchen gegessen wird, weil dies aus reiner Genussabsicht geschieht, ist das in Ordnung. Wenn man jedoch das Häppchen zu sich nimmt, weil der Besuch der Schwiegermutter naht und diese nicht zu ertragen ist, dann ist ein absolutes STOP angesagt. Essen darf nicht besetzt sein. Es darf nur die Funktion der Ernährung erfüllen. Auch wenn ein Nicht-Alkoholiker mal ein Glas Wein genießt, ist ja dagegen nichts einzuwenden. Doch wenn er es in bestimmten Situationen immer wieder macht, kann daraus leicht eine Abhängigkeit entstehen. Wer irgendwann mal sagt, er möchte gerne etwas länger arbeiten, damit die Arbeit fertig wird, hat kein Problem. Aber wenn jemand länger arbeitet, weil er nicht nach Hause will, ist das ein problematisches Verhalten. Wann immer ein Ess- oder Trinkverhalten mit etwas besetzt wird, was da nicht hingehört, ist höchste Achtung notwendig.

Eine weitere Absprache verlangt, dass während der Mahlzeit keine Problemlösung stattfinden soll. Eine angenehme Kommunikation miteinander hingegen ist völlig in Ordnung. Ich kann es gar nicht deutlich genug sagen: die größten Feinde eines guten Essens sind das Besprechen von Schwierigkeiten oder Problemen. Mit dieser Absprache beabsichtige ich, dass die Nahrungsaufnahme im Mittelpunkt der Aufmerksamkeit steht. Ich selbst frühstückte früher gerne beim Zeitungslesen. Waren alle Neuigkeiten gelesen .... wo war denn mein Brötchen geblieben? Ganz unbewusst hatte ich es „nebenbei“ gegessen. Soll ich jetzt noch eines essen? Ja? Nein?

Man kann eben nicht zwei Dinge gleichzeitig machen und dabei für beide Dinge die gleiche Aufmerksamkeit aufbringen.

Früher saß ich manchmal auf der Toilette und rauchte mit der einen Hand eine Zigarette, zwischen Kopf und Schulter hielt ich den Telefonhörer und mit der anderen Hand putzte ich zugleich noch das Waschbecken. Was habe ich denn nun wirklich gemacht? Denn zwischendurch kam ja auch die Frage auf, warum ich überhaupt auf der Toilette sitze?

Es klingt sehr streng, wenn ich behaupte, dass man nicht Fernsehen gucken kann und gleichzeitig Nüsse vertilgen. Aber für jemanden, der bewusstes Essen lernen ... (ich sage lieber nicht „muss“, sondern „darf“), ist das wichtig!

In der Klinik galt die Absprache, Nahrungsmittel nicht mit aufs Zimmer zu nehmen. Oft ist ja das therapeutische Gruppenerleben mit Spannungszuständen verbunden. Wer mit einem Gefühl der Anspannung aufs Zimmer, geht läuft Gefahr, wieder in das bekannte Muster hineinzugeraten, wenn dort ein Apfel oder ein anderes Nahrungsmittel läge, in das so richtig wütend reingebissen werden kann. Für den Patienten ist es sinnvoll, wenn er in dieser Stimmung ins Schwesternzimmer geht oder, wenn das nicht ausreicht, seinen Arzt anspricht. Es sollen keine Schluckstoffe auf dem Zimmer sein, mit denen sich der Betroffene abreagieren kann. Das heißt für den Betroffenen, sich mit seinen eigenen Spannungen zu konfrontieren und diese in die Gruppe einzubringen, damit er lernt, mit seinen Spannungen umzugehen. Dazu gehört auch, dass keine Esswaren zusätzlich eingekauft werden.

Aus der klinischen Erfahrung weiß ich vom Verhalten einiger Anorektiker, sich durch selbst gesetzte Verbote bestimmte Nahrungsmittel zu versagen. Seit einiger Zeit beobachte ich die

Selbstverbote auch bei Bulimikern. Deshalb sollten diese sich „selbst-verbotene“ Nahrungs- und Genussmittel zu den Mahlzeiten wieder erlauben. Wenn sich also jemand die Butter verbietet, weil er eine wandelnde Kalorientabelle ist, kann er sich jetzt zu seiner Mahlzeit ausdrücklich Butter erlauben. Viele Magersüchtige und andere Betroffene mit Essstörungen essen keine warmen Mahlzeiten. Die Aufnahme einer warmen Mahlzeit wird physiologisch anders gespürt als eine kalte Mahlzeit. Eine warme Mahlzeit ist zumeist kompakt und erzeugt ein Gefühl der Füllung. Gespürt werden folglich die Wärme und die Füllung. Daher spreche ich mit meinen Patienten ab, dass immer auch ein Warmprodukt gegessen wird - und wenn es nur eine Kartoffel ist.

Aus dieser Erfahrung heraus habe ich auch die Empfehlung aufgestellt, dass keine Reste von anderen gegessen werden. Die Frage bei Tisch, wer von einem anderen Teller noch etwas haben möchte, ist nicht erlaubt.

Um das Abschätzen der verträglichen Essensmenge einzuüben, zeige ich das “HANDSPIEL”. Jeder von uns hat seine individuelle Handgröße. Die Proportion der Hand passt zur eigenen Körpergröße. Deshalb ist die Hand eine ideale Messeinheit, um die passende Nahrungsmenge abschätzen zu können. Die Größe der eigenen Hand ist das Maß für eine Grundmenge, die jedoch bei stärkerer körperlicher Anstrengung und Belastung gesteigert werden darf. Gerade Magersüchtige neigen dazu, eine eigentlich zu kleine Essensmenge schon für zu groß zu halten. Deshalb wird ein Maß benötigt, mit dessen Hilfe die notwendige Mindestmenge bestimmbar ist. Da alle Diäten und Kalorienbestimmungen auf die Dauer kein sinnvoller Ratgeber sind, hilft das Handspiel.

Eine flache ausgestreckte Hand ist von der Fingerspitze bis zum Armansatz ein Maß für eine Grundmenge Brot. Die Brotscheibe soll die Dicke des kleinen Fingers nicht überschreiten. Wenn ich eine warme Mahlzeit bemesse, kann ich mit den Händen die Menge definieren. Für die Menge der Kohlenhydrate benötige ich eine gekrümmte Hand, die ich in Form einer kleinen Schale halte. Was da an Kartoffeln, Reis oder Nudeln hinein passt, ist die notwendige Menge.

Für Gemüse und Salat forme ich beide Hände zu einer Schale. Das Schöpfvolumen meiner Hände bestimmt dann die Gemüsemenge. Die Fleischmenge, oder falls jemand Tofu oder eine Gemüsefrikadelle bevorzugt, wird mit der Hälfte der Handfläche ermittelt - von der Fingerspitze bis zu der Falte, in der der Daumen ansetzt. Für Fisch gilt die gleiche Handgröße.

Auch die Menge der Soße wird mit dem Handschalenboden ermittelt. Wenn ich einen Kronkorken in die gewölbte Handfläche lege, erkenne ich den Boden und weiß die Menge einzuschätzen. Eine Mahlzeit, die nur aus Kohlenhydraten besteht wie z.B. nur aus Nudeln, bemesse ich wie Gemüse.

Das Handspiel hat den Vorteil, dass es einfach und wirksam zu behalten ist. Manchmal sage ich aus Spaß, dass man mit den Händen nicht in den Gemüsetopf greifen soll.

DIE MASSEINHEIT FÜR DIE MENGE IST IMMER DIE HANDFLÄCHE DES BETROFFENEN!

Die Essensportionen in der Klinik entsprechen ziemlich genau den Handportionen. Wir wagten vor einiger Zeit ein kleines Experiment, indem wir einen Pudding aus der Schale in die Schöpfhand schütteten. Der Pudding passte genau hinein und lief nicht aus der Hand heraus.

Was ich außerdem mit den Betroffenen vereinbare ist die Absprache, dass nichts zwischendurch gegessen wird. Mit dieser Übung kann man sich bewusst machen, dass ja nicht die regulären Mahlzeiten, wenn sie mit dem Handspiel richtig portioniert werden, das Körpergewicht ansteigen lassen, sondern die Essensmengen, die zwischendurch eingenommen werden.

Wer mal hier einen Keks vertilgt, dort ein Stückchen Schokolade nicht liegen lassen kann und dann noch ein Glas Saft trinkt, der nimmt ja gehaltvolle Mengen zu sich, die Konsequenzen haben – das sind die Mengen, die der Körper nicht braucht - aber bei den Mahlzeiten „eingebaut“ werden können.

Was der Köper jedoch braucht, ist Flüssigkeit - und Flüssigkeit ist Wasser.

Wichtig für das häusliche Leben ist die selbst zubereitete Mahlzeit, weil sie die wichtigen Ernährungssubstanzen enthält und nicht durch Zusatz- und Geschmacksstoffe ergänzt wurde. Wenn ein Mensch es verträgt, empfehle ich außerdem den Verzehr von einem Stück Obst zu jeder Mahlzeit. Der Verzehr von Obst vermindert auch allmählich einen eventuellen Süßdruck. Allein das ist Grund genug, Obst mit jeder Mahlzeit zu kombinieren. Meine Obstempfehlung bezieht sich auf den Apfel. Der Apfel ist in seiner Zusammensetzung unaufdringlicher als eine Banane oder eine Orange. Später können andere Früchte, wie Beeren, ergänzend hinzu genommen werden ... aber immer mit Handspiel!

Neben den eher ernährungsphysiologischen Hinweisen thematisiere ich die Essstruktur bzw. das Essverhalten. Dazu gehört die Frage, wie jemand isst. Benutzt er Messer und Gabel - oder isst er mit dem Löffel oder den Händen. Bei Tisch ist es sinnvoll, ohne dabei gleich die feine Dame oder den feinen Herren zu spielen, mit Würde zu essen. Dazu gehört, dass keiner den Teller oder das Messer ableckt. Vielleicht erstaunt dieser Hinweis, aber aus der Praxis kenne ich solche Unsitten, die in der Tendenz auf die fehlende eigene Wertschätzung hinweisen. Dazu gehört auch, dass die Nahrung nicht im Stehen eingenommen wird und dass, wenn es Zeit und Umstände erlauben, der Tisch ansehnlich eingedeckt wird. Wenn jemand in Würde isst, würdigt er auch die Nahrung. Denn mein Essen ist ja auch etwas ganz Persönliches. Ich nehme es ja schließlich in den Mund, zerkaue es und schlucke es hinunter – und verleibe es mir ein.

An meinem Tisch (Rosels Tisch) frage ich die Betroffenen, ob ich ihnen einen Hinweis zu ihrem Essverhalten geben darf. Damit bezwecke ich, jemanden darauf aufmerksam machen zu können, wenn er zum Beispiel das Essen regelrecht in sich hineinstopft. Konkret sage ich dann mitunter, dass er an einem ruhigen Wochenende mal darauf achten soll, mit welcher Geschwindigkeit und mit welchem Verhalten er isst, und empfehle, dass er einfach mal langsamer und bewusster essen möge.

Es geht darum, dem Leben bei der Essensaufnahme eine Pause zu gönnen und eine Möglichkeit zur Ruhe einzuräumen. Oft sage ich, man muss den Tisch nicht satt und voll, sondern zufrieden verlassen. Es ist doch ein schönes Gefühl, wenn man merkt, dass man zwar noch mehr essen könnte, die aufgenommene Menge aber eigentlich ausreicht. Ideal ist, eine leichte Fülle zu spüren, die jedoch immer noch etwas Platz lässt.

Es ist wirklich unheimlich wichtig zu üben, dass der Füllegrad keine Völle wird, sondern immer ein Zustand bleibt, der noch Platz enthält. Diese Übung fördert die Fähigkeit, dass der Körper wieder in die Lage versetzt wird, brauchbare Signale zu senden. Man kann so wieder lernen, genau zu prüfen, ob die aufgenommene Nahrungsmenge ausreicht, ob man genug zu sich genommen hat. Mit einem Wort, die Sensibilität und Wahrnehmung für das, was man braucht, wird wieder entwickelt. Ein wichtiges Signal, auch wenn anfänglich darüber gelacht werden kann, ist das Aufstoßen. Das nenne ich das “Bäuerchen”. Das nächste Signal nenne ich “Schnauferle”. Damit ist ein leichtes Stöhnen gemeint. Diese beiden Zeichen sendet der Köper, damit man noch einmal genau prüfen kann, ob der Sättigungsgrad ausreichend ist, aber auch um die beginnende oder schon vorhandene Völle anzuzeigen.

In diesem Zusammenhang möchte ich die Förderung der eigenen Achtsamkeit und Wertschätzung neuerlich betonen. Achtsamkeit bedeutet, darauf zu achten, was ich an Nahrung zu mir nehme, wie ich sie zu mir nehme und in welcher Menge ich sie mir zuführe. Wertschätzung in diesem Zusammenhang steht mit der Einstellung in Verbindung, dass ich es wert bin, mir eine angenehme Tischkultur zu gönnen. Ich esse eben nicht aus dem Kochtopf, sondern von einem Teller, decke den Tisch optisch ansprechend ein und würdige damit den besonderen Augenblick der Nahrungsaufnahme. Damit bringe ich zum Ausdruck, dass ich mir etwas wert bin.

Wichtig ist die Dokumentation des eigenen Fortschrittes durch die Selbstvergabe der Goldblättchen. Wenn sich am heutigen Tag eine weitere Verhaltensweise für mich positiv ausgewirkt hat, dann darf ich mir ein Goldblättchen geben. Das hat nichts mit dem Satz "Eigenlob stinkt!" zu tun. Es geht darum, bewusst zu erleben, dass etwas geklappt hat. Zum Beispiel, wenn jemand sagen kann, „Toll, heute habe ich noch nicht gekotzt, drei Mahlzeiten sind drin geblieben!“

Natürlich können symbolische Goldblättchen auch für andere Bereiche vergeben werden. Auch eine geglückte Beziehungsgestaltung ist ein Goldblättchen wert. Wichtig ist dabei, dass es immer nur um die Gestaltung eines einzigen Tages geht in der Weise, dass jemand sagen kann, „Heute ist der Tag gut verlaufen, heute habe ich kein krankes Essverhalten einsetzen müssen.“

Ein wesentliches Lernziel besteht im Erlernen eines sauberen Essverhaltens. Dazu gehört, dass keine Nahrungsaufnahme aus Langeweile oder Frust erfolgt. Dass der Betroffene Schritt für Schritt das Verhalten abbauen kann, die Nahrungsaufnahme als etwas anzusehen, mit dem man etwas erreichen will, das nichts mit Nahrung zu tun hat. Ein Satz, den ich vermitteln möchte und der für mich persönlich in meinem Leben sehr wichtig war, heißt: „Ich höre auf, mich leben zu lassen!“

ICH HÖRE AUF, MICH LEBEN ZU LASSEN!

Das bedeutet, immer so zu leben, dass ich meinen Platz habe und meine eigene Lebensgestaltung pflege und nicht so lebe, wie andere Menschen es wollen.

Ein zweiter, ebenso wichtiger Satz für mich ist der, dass ich mich von Gewohnheiten und Angewohnheiten verabschiede, die mir nicht gut tun. Angenommen Tante Emma hat einen Kuchen gebacken, weil ich zu Besuch komme. Früher habe ich (aus Höflichkeit?) das angebotene Stück Kuchen gegessen. Jetzt ist meine Einstellung dazu, dass Tante Emma mich zuvor fragen könnte, ob ich überhaupt Kuchen möchte. Oder wenn ich zum Beispiel jeden Nachmittag ein Stückchen Schokolade zu mir nahm, dann war das eine Angewohnheit, die mir dauerhaft nicht gut tat und ich verabschiedete mich davon.

Wenn Tante Emma den Tisch gedeckt hat und ich dann nichts nehme, wird sie sauer und fordert mich zum Essen auf. Wenn ich dann wider Willen, um des "lieben Friedens" willens, doch eine Stück Kuchen esse, bin ich mir selbst gegenüber unehrlich. Die Unehrlichkeit besteht darin, etwas gemacht zu haben, weil ein anderer es wollte.

Wer sich nicht von anderen leben lässt, hat die Chance, für sich selbst klarer zu werden. Bekanntlich ist das gar nicht so einfach, weil Tante Emma in der Lage ist, einem wunderbare Schuldgefühle einzureden. "Kind, jetzt habe ich extra für dich gebacken – und du rührst nichts an!"

Wichtig ist es zu lernen, die eigenen Grenzen höflich aber bestimmt zu behaupten.

ICH VERABSCHIEDE MICH VON GEWOHNHEITEN UND ANGEWOHNHEITEN, DIE MIR NICHT GUT TUN!

Ein heftiger Süßdruck oder die Gier auf Süß beinhaltet natürlich eine psychologische Komponente. Trotzdem empfehle ich, wie bereits erwähnt, den Einsatz heißer Getränke, um eine erste Abhilfe zu schaffen. Selbstverständlich eignet sich diese Maßnahme auch bei allgemeinem Essdruck. Ein Merkmal, welches mit dem Konsum eines heißen Getränkes verbunden ist, ist die Ruhe. Man muss sich hinsetzen. Wenn ich dann die warme Tasse umfasse und die Wärme spüre, lässt zumeist der Druck nach. Das ist eine wirklich erprobte Hilfe, die jedoch nicht das Lernen anderer Möglichkeiten, mit seinem Druck umzugehen, ersetzen soll. Vielleicht wundert sich jemand, dass ich mich mit solchen scheinbaren Kleinigkeiten aufhalte.

All diese Kleinigkeiten ergeben zusammengenommen den Alltag und es ist wichtig, alltäglich bewusst auf der Wegfindung zu bleiben, damit die frühere Essstörung nicht wieder Oberwasser gewinnt. Es geht um Hilfestellungen in alltäglichen Situationen. Die Zeit in der Klinik ist ja geprägt durch die therapeutische Arbeit, doch die Arbeit an sich selbst geht nach der Entlassung stetig weiter. Mit diesen Kleinigkeiten ist eine Musterunterbrechung möglich und ein neues Verhalten kann stabilisiert werden.

Generell gilt, dass Betroffene sich immer wieder fragen müssen, wozu sie ein bestimmtes Verhalten brauchen. In der Gesamttherapie, wozu die Gruppenarbeit gehört, das emotionale Arbeiten, eventuell Angehörigengespräche und auch Paargespräche, eben das komplette Angebot der Klinik, spielt die Beantwortung der Frage, "Wozu habe ich mein Symptom gebraucht?", eine zentrale Rolle und kann dazu führen, dass der Betroffene einen Lichtblick sieht. Die Klinik bietet den Rahmen, um für sich herauszufinden: Was passiert zwischen den Mahlzeiten ohne Such-Mittel? Welche Spannungen werden fühlbar und treiben einen in das bekannte Essverhalten?

Dabei ist es von großer Wichtigkeit, dass der Betroffene seine Belange anspricht. Ein Rückfall sollte unbedingt offen gemacht werden, weil er die Chance beinhaltet, sein eigenes inneres Geschehen besser verstehen zu können.

Erst wenn ein Mensch sich selbst versteht, kann er seinen Änderungswunsch unterstützen.

Für die Vorboten eines Rückfalls habe ich eine gute Gedankenstütze, die aus A-Gruppen kommt, nämlich: H A L T! Es kommt aus dem Englischen und wir haben in Deutschland die nebenstehenden Entsprechungen:

H	**=**	**hungry**	**(Lebens-)Hunger**
A	**=**	**angry**	**Ärger**
L	**=**	**lonely**	**Einsamkeit**
T	**=**	**tired**	**Müde (keine Energie)**

Achte auf das HALT .... wenn sich eines dieser Gefühle bemerkbar macht, dann HOCH - UND AUF DIE FÜSSE!

Zu meiner Aufgabe gehört es auch, die Patienten auf ihre Rückkehr nach Hause vorzubereiten. Deshalb bespreche ich mit ihnen einen von mir erstellten Katalog, der hilfreiche Hinweise für die Zeit nach der Klinik enthält.

Auf vielfachen Wunsch folgt auf der nächsten Seite die Aufzählung der einzelnen Schritte:

SCHRITTE UND ABSPRACHEN ZUR WEGFINDUNG

Den sicheren Weg nicht verlassen!
Achtsamkeit üben!
Die eigene Wertschätzung beachten!

- **Regelmäßiger Besuch einer Selbsthilfegruppe (12 Schritte Gruppe)**

- **Die Schritte zur Wegfindung beibehalten**

- **Das Einkaufsverhalten überdenken und ändern**

- **Das Schreiben einer Einkaufsliste hilft (unter die Liste gehört die eigene Unterschrift als Selbstvertrag)**

- **Nie auf nüchternen Magen einkaufen**

- **In der ersten Zeit nach der Entlassung keine Großeinkäufe tätigen**

- **Wenn möglich, öfter kleine Mengen einkaufen**

- **Zwei Genussmalzeiten pro Woche können, wenn das Essverhalten sauber ist, eingeplant werden**

- **Für die Genussmahlzeit soll keine andere Mahlzeit ausfallen**

- **Süßprodukte sollen als Nachtisch eingeplant werden. Die Menge gering halten.**

- **Es gibt keine Verbote. Es gibt nur einen anderen Umgang mit der eigenen Ernährung.**

- **Kinder im eigenen Haushalt, sollten eigenverantwortlich ein eigenes Süßdepot verwalten dürfen.**

Ich brauche Nahrungsmittel und ich suche mir deshalb Lebensmittel. Lebensmittel sind Mittel zum Leben!

Die Bewältigung einer Essstörung erfordert einen Prozess der Wegfindung. Die Wegfindung beinhaltet größere und kleinere, auch alltäglichere Auseinandersetzungen. Eine große Auseinandersetzung ist die emotionale Arbeit während der Therapie. Zu den kleineren, aber auch enorm wichtigen Betrachtungen gehören die Entwicklung der Achtsamkeit, die persönliche Vernetzung mit einer Selbsthilfegruppe und vieles mehr. Somit bleibt nur noch zu sagen: Lebe dich selbst und lasse dich nicht leben!

Der zu Beginn der Therapie "liebevolle" Umgang mit sich selbst ist für viele eine unbekannte Lebenserfahrung. Menschen haben gelernt zu funktionieren, den Vorstellungen anderer zu genügen - haben jedoch allzu oft keine Übung darin, sich selbst als wertvoll zu erachten, zu erleben und zu fühlen. Wenn eine Selbstvernachlässigung in der eigenen Lebensgeschichte bedeutend war, dann muss man lernen, sich etwas Gutes zu tun. In meinen Gruppen hat dieser Punkt eine hohe Bedeutung.

WAS MIR KLINIKGÄSTE ZURÜCKMELDEN

Während des Aufenthaltes in der Klinik entsteht eine Arbeitsbeziehung zwischen den Gästen und Mitarbeitern. Der Grad der Nähe kann sehr hoch werden, ohne ins Private überzuschwappen. Auch mir als Mitarbeiterin und Ansprechpartnerin sind die Rückmeldungen unserer Gäste wichtig. Von 1970 bis zum heutigen Tag erhielt ich immer wieder Rückmeldungen in schriftlicher Form, die einerseits eine Aussage über die jeweilige Beziehung beinhalten, andererseits aber auch einen Ausschnitt des therapeutischen Prozesses widerspiegeln. Einige diese "Zeugnisse" möchte ich hier wiedergeben, da sie aus Patientensicht einmal anders, als ich es selbst beschreiben könnte, Bilder der Wegfindung darstellen.

Guten Morgen, liebe Rosel

danke für Deine Nachricht vom Samstag...
Ich habe mich sehr gefreut, von dir zu hören...

Du fragst nach meinem Bollerwagen...
Ich nehme mich wahr, dass es mir immer noch große Mühe macht, ein MITTELMASS zu finden.

Einen Tag habe ich das Gefühl, ganz viel raus zu werfen und stehen zu lassen - und am nächsten Tag fühle ich wieder ganz viel SCHWERE - so als hätte ich mir wieder ´ne ganze Menge aufgeladen.

Ich bitte MEINE HÖHERE MACHT
UM DEN MUT, DINGE HINZUNEHMEN –
DIE ICH NICHT ÄNDERN KANN
UM DIE KRAFT, DINGE HINZUNEHMEN –
DIE ICH ÄNDERN KANN
UM DIE WEISHEIT,
DAS EINE VOM ANDEREN ZU UNTERSCHEIDEN

ICH BETE - GOTT MÖGE MIR "SEINEN WILLEN"
ERKENNBAR MACHEN
UND UM DIE KRAFT - IHM AUCH FOLGEN ZU KÖNNEN

ICH BIN...
ICH BIN IN ORDNUNG
ALLES IST IN GÖTTLICHER ORDNUNG
ICH BIN GESUND
ES GEHT MIR GUT
DANKE GOTT

Danke liebe Rosel,
danke, dass es dich gibt,
dass ich dir begegnen durfte - auf meinem Weg - der Genesung, der für mich in Bad Herrenalb begann...

da durfte ich Dir zum ersten Mal begegnen...
Während meines ersten 12-wöchigen Aufenthaltes hatte ich zu Dir kaum Kontakt - hatte ich ja noch nicht einmal den Hauch einer Ahnung davon - was mit mir "Los" ist!
Mir war zwar bewusst, dass ich mein Leben nicht mehr im Griff habe, dass ich an meinem Verhalten etwas ändern müsste... dass ICH MICH VERÄNDERN MÜSSTE...

Dieses Schreiben wurde mit Erlaubnis der Patientin anonymisiert abgedruckt.

Ich steigerte mich in die Therapie hinein
- bis zum "ERBRECHEN"...
und so wurde mir von meiner Therapeutin gegen Ende meines Aufenthaltes - ROSELS GRUPPE verordnet!
Gehorsam besuchte ich Mittwoch Nachmittag die Gruppe und ich staunte BAUKLÖTZE - als ich dort Menschen begegnen durfte... die mir alle einen Spiegel vor mein Gesicht hielten - das war ja "ICH", die da aus jedem Einzelnen sprach.

Zum Ende meiner Therapie war mir bewusst:
ICH BIN -- ICH BIN ESS-BRECH-SÜCHTIG!

Das ist eine Krankheit, die zum Tode führt, wenn sie nicht zum Stillstand gebracht wird!
Mit meiner "ERSTE HILFE AUSRÜSTUNG" wurde ich aus der Klinik entlassen. Vier Jahre habe ich versucht, mein Leben
"ALLEIN" wieder auf die Reihe zu bekommen.
"HABE VERSUCHT - DINGE ZU ÄNDERN - DIE ICH NICHT ÄNDERN KANN! HABE VERSUCHT - MEINEN WILLEN DURCHZUSETZEN! VERGEBLICH!

Bis ich dann - "HILFESCHREIEND" zu meinem zweiten Aufenthalt nach Bad Herrenalb kam.
Gleich nach meiner Ankunft, als ich durch die Drehtür kam, bist Du mir wieder begegnet. Du hast mich angelächelt und liebevoll "gebondet", wie Du "Umarmungen" nennst.
So hast Du mein "ANKOMMEN" ganz leicht gemacht...
Zunächst hatte ich das Gefühl, gut auf meinem Weg unterwegs zu SEIN...

Diesmal suchte ich häufig Kontakt zu Dir und Du hast mich in bedingungsloser Liebe so behutsam und respektvoll und achtsam immer wieder "ANGENOMMEN UND VON DEM PLATZ ABGEHOLT, AN DEM ICH GERADE STAND!"
Dadurch durfte ich immer mehr VERTRAUEN UND MUT UND HOFFNUNG SCHÖPFEN. ICH ALLEIN TRAGE DIE VERANTWORTUNG FÜR MEIN LEBEN UND ICH DARF ALL MEINE MITMENSCHEN DIE VERANTWORTUNG FÜR IHR LEBEN TRAGEN LASSEN.

ICH ALLEINE SCHAFFE ES
ABER ICH SCHAFFE ES NICHT ALLEIN
DARUM LEGE ICH MEINE HAND IN DEINE HAND
GEMEINSAM SCHAFFEN WIR ES.

Mit diesen Werkzeugen bin ich nun wieder unterwegs.
Erst ziemlich heftig...
Bis ich eine Selbsthilfegruppe fand...
Menschen begegnen durfte - die all meine Gefühle mit mir teilen,
die mich annehmen - so - wie ich immer nur für HEUTE da bin,
die mich TRAGEN - WENN ICH ZU MÜDE BIN - DIE FREUDE MIT MIR TEILEN - DIE NICHT WERTEN UND URTEILEN - WENN ICH FEHLER MACHE.

Ich gehe nun dankbar weiter... auf MEINEM WEG DER GENESUNG und ich möchte Dir von ganzem Herzen danken, für diese bedingungslose Liebe, die Du mir geschenkt hast, die ich so dringend gebraucht habe, um die Entscheidung zu treffen
JA - ICH MÖCHTE LEBEN -
UNABHÄNGIG UND FREI
UND ICH BITTE UM DEN MUT UND DIE KRAFT
IMMER WIEDER HINSCHAUEN ZU DÜRFEN
UM DANN IN LIEBE LOSLASSEN ZU KÖNNEN

Danke Rosel, für Deine Begleitung auf diesem
"WUNDERVOLLEN" WEG!
Licht und Liebe

Wir, die Buchmacher, finden, dass an diese Stelle auch ein "Blitzlicht" von Dr. Walther Lechler hingehört, welches er Rosel 1988 in ihr Büchlein schrieb:

9/9/88

Wie ließe sich in Worte fassen, liebe Rosel, was wir beide in dieser Klinik durchlebten und auch durchlitten haben! Du hast einen unbeschreiblichen MUT, ein unbeschreibliches VERTRAUEN und ein riesiges DURCHHALTEVERMÖGEN bewiesen.

Und nur so war es möglich, mit einigen anderen Streitern an der Seite, ein Werk nach und nach über unzählige Geburtswehen hinweg zu gestalten, von dem sehr viel SEGEN ausging und auf das wir auch stolz sein dürfen.

Dir kann ich nur DANKE sagen und wünschen, dass Du auf Deinem weiteren Lebensweg, der den meinen noch oft kreuzen möge, viel innere Erfüllung finden mögest.

In herzlicher Verbundenheit.

Walther

ZWISCHEN-BRIEF

Liebe Rosel,

Danke, dass Du mich fragst, wie es mir geht. Ich schreibe Dir sehr, sehr gerne ein bisschen und hoffe wirklich, dass Dir das nicht zu viel ist.
Wie ich Dir schon im August geschrieben habe, war ich nach der Klinik ein Jahr abstinent. Danach kam ein schwieriges halbes Jahr mit vielen Rückfällen und innerem Kampf. Auch über Weihnachten und Silvester-Neujahr war es eine Katastrophe mit dem Essen. Ich war so verzweifelt, da ich wusste, so kann es auf gar keinen Fall weitergehen. Und in dieser tiefen Verzweiflung kam das Geschenk zu mir, dass ich - nicht nur im Kopf, sondern endlich im Bauch - verstanden habe, dass ich in meinem Tiefsten doch die ganze Zeit nur abnehmen wollte - auch wenn mir das nicht bewusst war.
Und Gott sei wirklich und täglich Dank, jetzt bin ich erstens wieder abstinent und zweitens viel freier, leichter, entspannter als die gut anderthalb Jahre zuvor. Als Du mir geraten hast, mich von meiner Waage zu verabschieden, wusste ich - im Kopf - sofort, was Du meinst, aber ich habe ein gutes halbes Jahr gebraucht, bis es wieder so schlimm wurde, dass ich es endlich verstehen konnte und wollte.
Nun bin ich seit neun Wochen abstinent, d.h. ich esse meine drei Mahlzeiten - und sauber. Noch nicht so lange

also, aber es fühlt sich so anders und so gut an! Ich bin tatsächlich viel liebevoller mit mir geworden. Ich bin stärker, ich kann mehr spüren und mehr aushalten, ich fühle mich aufrichtiger. Ich ging und gehe seit der Klinik nach wie vor wöchentlich zum OA-Meeting, bin dort auch ein bisschen engagiert, und habe zusätzlich ein wöchentliches Austausch-Telefonat mit einer OA-Freundin aus meinem Meeting. (Auch zum EKS-Meeting gehe ich sehr regelmäßig, was mir sehr gut tut.) Ich bin sooo dankbar, dass es OA, die 12 Schritte und vor allem Gott – auch für mich – gibt!!!

Natürlich ist mein Leben nicht nur rosarot, das brauche ich Dir sicher nicht sagen, aber es ist leichter geworden, trotz all dem, was noch nicht klappt oder vielleicht auch nie klappen wird. Ich versuche es viel mehr so anzunehmen, wie es ist und mache meine kleinen Schritte. Heute habe ich z.B. bei meinem Morgenspaziergang viel Druck gespürt (kein Ess- sondern Stress-Druck, was ich sehr oft habe) und konnte dann zu der Erkenntnis kommen, dass ich (immer noch) sehr viel von mir verlange. Und ich konnte darüber weinen. Das ist ein guter Schritt für mich.

Liebe Rosel, jetzt habe ich doch ganz viel geschrieben, es tut mir aber gut, auch mal das Schöne und Gelingende schreiben zu können. Ich danke Dir noch mal für Deine Nachfrage. Wenn Du spontan etwas dazu sagen (=schreiben) möchtest, freue ich mich natürlich.

Ich wünsche Dir gute 24 Stunden.

Themen aus den Gruppenstunden

Um zu zeigen, wie vielfältig die Probleme und Themen innerhalb der Gruppen sind, möchte ich beispielhaft demonstrieren, was von den Betroffenen eingebracht wird und was ich selbst initiierend anspreche. Auch wenn das Folgende schematisch wirkt, möchte ich betonen, dass auch diese Themen immer damit verbunden sind, dass es zuerst um die Persönlichkeiten, um die Menschen geht, die an den Gruppen teilnehmen - und dann erst um das Symptom. Deshalb wechseln sich methodisch einfache, mehr ernährungsphysiologische Inhalte, mit sehr persönlichen, auf die jeweilige Person gemünzten Leitfragen ab.

Wie im späteren Interview von mir zu lesen ist, gibt es kein *Müssen* in diesen Gruppen. Es gibt allenfalls Vereinbarungen auf freiwilliger Basis. Ich selbst bin nicht die Instanz, die verändert, sondern nur die Begleiterin von Menschen, die eine Veränderung anstreben. Nur in diesem Verständnis kann therapeutisches, beratendes und begleitendes Handeln gedeihen. Alles andere wäre Bevormundung, möglicherweise Gängelung, ein Überstülpen und damit keine eigener Entschluss eines betroffenen Menschen. Daher sind die Gruppen offen für das Ansprechen von Fragen und Problemen durch die Betroffenen selbst. Wie das dann aussieht, zeigen jetzt die Stichwortprotokolle zweier Gruppen.

Gruppe Mittwoch den 16.07.2008

- Über den Druck sprechen
- Etwas essen, um etwas nicht zu spüren (Gefühle wegfressen)

- Ich bestimme meine Grenzen.

Ich habe aufgehört, mich leben zu lassen.

- Gefühle sollen nicht gleich weggeschoben werden, sondern genauer angeschaut werden.
- Goldblättchen sammeln (Die symbolischen Goldblättchen sind eine Selbstbelohnung für ein erfolgreiches Verhalten).
- Eigene Belange selbst entscheiden und die Verantwortung dafür übernehmen.
- Langeweile = Süßdruck / Alternativ: spazieren gehen, etwas Heißes trinken
- Wie ist mein Druck? Welcher Druck will raus? (auskotzen)
- Zwischenmahlzeiten helfen nicht
- Wertschätzung des Essens (Naturkräfte geben uns Lebensenergie)
- "Ist Eigenlob verachtenswert?"
- Vorschlag: Eine Woche Abstinenz von sichtbarem Süßen, wäre ein liebevoller Umgang mit sich selbst.
- Zucker und Weißmehl erzeugen durch Gärung einen Rausch im Körper, ähnlich wie der Alkohol einen Rausch im Köper des Trinkers erzeugt.
- "Schmeckst du dir?"(Gefällst du dir? / Bist du mit dir einverstanden?)
- "Wen willst du damit bestrafen, dass du dein Leben versaust?"
- Wie wirkt Süßstoff?
  (*macht abhängig,
  * wird als Abführmittel missbraucht,
  * macht die Geschmacksknospen der Zunge kaputt)

Um die Vielfalt der Inhalte komplett zu vermitteln, möchte ich in Stichworten noch eine weitere Gruppenstunde skizzieren. Wie schon gesagt, ist der zu Beginn der Therapie "liebevolle" Umgang mit sich selbst häufig eine unbekannte Lebenserfahrung. Menschen haben gelernt zu funktionieren, den Vorstellungen anderer zu genügen und allzu oft keine Übung darin, sich selbst als wertvoll zu erachten, zu erleben und zu fühlen. Wenn eine Selbstvernachlässigung in der eigenen Lebensgeschichte bedeutend war, dann muss man lernen sich selbst zu erlauben, sich etwas Gutes zu tun. In meinen Gruppen hat dieser Punkt eine hohe Bedeutung.

TU DIR ETWAS GUTES!

Damit eng verbunden ist die Frage, ob man sich anderen Menschen zumuten darf. Lebenspraktisch stellen wir uns vor, jemand ist in einer persönlichen Phase schwer zu ertragender Einsamkeit. Oder erlebt, aus den unterschiedlichsten Gründen heraus, Tage voller Traurigkeit.

Aber auch eine Phase eigener Unzufriedenheit über die augenblickliche Lebensführung kann dazu führen, dass man kein Einsiedlerkrebs sein möchte, sondern Kontakt zu anderen Menschen braucht. Wenn dann der Anspruch besteht, dass man sich nur als fröhlicher, erfolgreicher, lachender Mensch anderen zumuten darf, verharrt man in seinem unerfüllten Zustand weiter. Jeder weiß, dass ein Baby die körperliche Nähe einer vertrauten Person unbedingt braucht. Warum sollte der erwachsene Mensch dies dann nicht mehr brauchen? Es geht also darum, sich mit all seinen Schwächen, ungeliebten Eigenschaften, emotionalen Zuständen anderen Menschen zumuten zu können.

DU DARFST DICH ZUMUTEN!

Vielleicht hilft es, wenn ich das Wort **GABE** als Orientierung ins Gedächtnis zurückrufe. Essen kann Ersatz für Zustände sein, die schlecht und schwer aushaltbar sind.

ESSEN ALS ERSATZ FÜR:

G = Gefühle können mit Essen unterdrückt werden

A = Angst wird mit Essen zugedeckt

B = Belohnung / Langeweile / Beschäftigung

E = Einsamkeit wird mit Essen verdrängt

Die GABE-LISTE zeigt, wie wichtig die Fähigkeit ist, sich zeitweilig anderen Menschen zuzumuten. Somit ist diese Aufforderung für die eigene seelische Gesundheit von elementarer Wichtigkeit. Natürlich werden heftige Gefühle, Einsamkeitserlebnisse, Ängste oder auch der Umgang mit Langeweile und innerer Leere in den therapeutischen Gruppen vorrangig bearbeitet. Aber der Klinkaufenthalt umfasst ein ganzheitliches Angebot und somit wird der Zusammenhang von Problemen, Lebensschwierigkeiten und Gefühlsdefiziten mit der Essstörung in diesen Gruppen noch einmal ausgeleuchtet. In dem Zusammentreffen der essgestörten Patienten findet dann auch die Reflektion eines "Rückfalls" bzw. „Fressanfalls“ genügend Raum. In meiner thematischen Liste wird auch die Frage abgeklärt, was nach dem Fressanfall zu tun ist.

FRESSANFALL! UND DANN?

GEMEINSAM ÜBERLEGEN:

- **WO KOMME ICH ZU KURZ?**
- **WAS FEHLT MIR?**
- **WAS KANN ICH MIR IN DER KLINIK HOLEN?**
- **WAS BRAUCHE ICH WIRKLICH?**

Die Rückschau, die Betrachtung eines Fressanfalls in der Gruppe weist den Weg nach vorne. Genesung braucht Zeit. Selbstveränderung braucht Zeit. Es ist ganz klar, dass eine mehrjährige Essstörung keinesfalls durch Zauberei von heute auf morgen beendet sein kann. Wenn jedoch ein Betroffener die Fähigkeit besitzt, seine Probleme und Rückfälle in die Gruppe einzubringen, dann beschreitet er einen guten Weg. In den Gruppen gilt die Leitidee “Wenn Essen Probleme macht, ist Essen das Problem!”. Das wiederum erfordert die Auseinandersetzung mit scheinbaren Kleinigkeiten. Dazu gehören Bereiche wie:

- Kaugummi und Bonbons / Warum soll auf diese Genussmittel verzichtet werden?

- In welchen Momenten ist welches Produkt für mich nicht stimmig?

- Nein sagen können! Auch mal Essen stehen lassen können!

- Gefahren, wie den Besuch einer Eisdiele, meiden!

- Vielleicht sich von jemandem coachen lassen!

- Keine Nahrungsmittelreserven anhäufen!
  Keine Depots anlegen!

- Welche Funktion hat die Tasse Schokolade?
  Welches Bedürfnis steht dahinter?
  Kann ich mein Bedürfnis auch anders stillen?

- Essen und Süßigkeiten genießen und nicht als Ersatz benutzen!

- Sich etwas nehmen können und es behalten.

In der psychologischen Literatur ist manchmal der Begriff der "Psychoedukativen Vorgehensweise" zu lesen. Übersetzt könnte das die *Erziehung der Seele* heißen, oder die *Schulung der Lebenseinstellung*. Wenn die genannten Themen jetzt unter diesen Gesichtspunkt gesehen werden, liegt es auf der Hand, dass eine Selbsterziehung, um heil zu werden, mit zur Wegfindung gehört. Besser noch scheint das Wort "Achtsamkeit" zu passen. Achtsamkeit für meinen Umgang mit der Nahrung.

Ernähre ich mich oder besetze ich die Nahrungsaufnahme mit einer selbstschädigenden Funktion? In den Lebensläufen und in den Krankengeschichten essgestörter Menschen findet sich immer wieder das Benutzen von Essen als Versuch, Probleme zu bewältigen und Spannungen zu mildern. Die Voraussetzung für die Entwicklung in die Essstörung kann bereits in der frühesten Kindheit erfolgen.

Das Saugen an der mütterlichen Brust, das Gefüttert-Werden, erzeugten Wohlsein und waren prägende Erlebnisse. Erlebnisse, die tief im Unbewussten wie ein Sediment abgelagert wurden. Leider erfahren und erfuhren Kinder, dass das schöne Erlebnis der Nahrungsreichung auch im Sinne einer Belohnung oder Bestrafung eingesetzt wurde. Die heutigen Supermärkte, in denen Mütter oder Väter mit ihren Kindern einkaufen, belegen, wie häufig Nahrungs- und Genussmittel als Bestrafung oder Belohnung eingesetzt werden.

Da sind immer noch die vertrauten Töne zu hören wie etwa: "Wenn Du artig gewesen wärest, würde ich dir jetzt die Schokolade kaufen!" Kinder haben keine Möglichkeit, diesen Erziehungsstil zu bewerten und beziehen damit eine weitere Prägung. Können dann im späteren Leben die eigenen Probleme und Schwierigkeiten nicht gelöst werden, kann der unbewusste Rückgriff auf diese Urerfahrungen einen scheinbar möglichen Ausweg bieten. Dann erhält das Essen die Funktion, einen Ausweg aus einem Spannungszustand zu finden. Beispiele:

- Sich mit Essen vollstopfen = Um belohnt zu werden, weil es ja sonst keiner tut.

- Essen als Beschäftigung = Um ein Wohlgefühl zu bekommen.
  Um das Alleinsein weniger zu spüren.

- Essen als Bestrafung einsetzen = Es darf mir nicht gut gehen.

Bei allem Ernst, der in den Gruppen zur Sprache kommt, darf es ruhig humorvoll, witzig und lustig werden. Miteinander lachen und Spaß erleben gehört dazu! Ebenso wie auch eine Traurigkeit das Miteinander prägen darf. Doch weil Humor eine Eigenschaft von heilender Kraft ist, möchte ich hier von einer netten Begebenheit erzählen, die für einen Schmunzler gut ist:

Ein Betroffener mit Essstörung erzählte an einem Pfingsttreffen: Vor Herrenalb war auch er jemand, der viel Süßigkeiten und Obst außerhalb der Mahlzeiten als „Ersatz" gegessen hatte und in der Nacht ein unbändiges Verlangen nach etwas Herzhaftem verspürte. Die „Nothelfer" waren meist Wurst oder Käse. Später, zu Hause, wiederholte sich dieses Ritual ab und zu. Jedoch nach einiger Zeit blieb die Kühlschranktür zu – wenn er wieder mal seine Gelüste bekam und zum Ort der vermeintlichen Verheißung schlich. Es wäre nur ein kleiner Griff gewesen, und die Türe hätte sich geöffnet – doch vor seinem geistigen Auge sah er mich im Kühlschrank sitzen – eine streng dreinschauende Rosel, die im Kühlschrank über die Nahrung wachte und ihn von Übergriffen abhielt. Die Moral von der Geschichte: manchmal hilft auch ein wenig „Augengift"!

In meiner Gruppe (Essproblemgruppe) werde ich oft gefragt, wie war das damals? Gibt es nette Geschichten von der Wegfindung Betroffener?

Ja, die gibt es, und wenn auch die eine oder andere Begebenheit zum Schmunzeln anregt, wird doch die Not des Einzelnen beim Nacherzählen nie außer Acht gelassen:

Ein ehemaliger Patient berichtete mir, er habe „vor Herrenalb" tagsüber nichts gegessen. Abends aber reagierte er auf keinen Telefonanruf mehr, denn er war damit beschäftigt, bis Mitternacht nicht nur die zwei ausgefallenen Mahlzeiten, sondern auch noch die dritte nachzuholen.

Alles, um seine Sehnsucht und Einsamkeit nicht zu spüren. Nur noch Essen, Essen ….

Ein anderer Patient ohne Essstörung wollte unbedingt sein Essenstempo ändern. An „Rosels Tisch" übten wir ein Esstraining ein. Später, zu Hause, brauchte seine Ehefrau nur „Rosel!" zu sagen, wenn sich das alte Verhalten wieder einschlich – und er verlangsamte umgehend das Tempo.

Alle Gäste Bad Herrenalbs wissen um die riesigen Tortenstücke, die in den örtlichen Konditoreien angeboten werden. Ein paar Meter von der heutigen, und auch von der früheren Klinik entfernt, springt einem die süße Versuchung förmlich ins Auge. Eines Tages konnte eine unserer Gäste-Frauen dem Druck nicht widerstehen, einen dieser Tortengiganten essen zu wollen. Gedacht, getan! Sie ging in das hübsche Cafe und wählte sorgsam einen kleinen, schlecht einzusehenden Tisch. Kurz danach wurde ihr die Torte serviert. Zufällig betrat ich den Laden, ging zur Kuchentheke und wurde von der Dame gesehen. Hochnotpeinlich wollte sie natürlich vermeiden, in Flagranti erwischt zu werden. Das verstand ich. Doch war ich überrascht, wie sie den Tatbestand des Tortennaschens vertuschen wollte. Sie ließ den Teller nämlich unter dem Tisch verschwinden und balancierte ihn auf den Knien, bis er schließlich an der Unterseite des Tisches klebte. Frage: Wie lange kann so ein Stück Torte mit Teller unter einer Tischplatte kleben bleiben?

Einige Tage später konnten wir gemeinsam darüber herzlich lachen.

Was aber wird am Beispiel dieser Begebenheiten deutlich? Einfach, dass der Prozess der Wegfindung keine geradlinige Angelegenheit ist, sondern auch gelegentlich einer Berg- und Talfahrt gleicht. Letztlich kommt es darauf an, wie Rückfälle oder ein unsauberes Essverhalten integriert werden. Wenn der Rückfall oder die Fressattacke bearbeitet wird, wenn herausgefunden wird, wozu man wieder fressen wollte, dann ist man ein Stück weiter gekommen. Zudem ist vielleicht der Gedanke hilfreich, dass einem Menschen, dem alles gelänge, auch kein Klinikplatz in Bad Herrenalb zur Verfügung stehen müsste. Eine Therapie macht man, weil man die alten, ausgetretenen Pfade verlassen möchte und neue Wege finden will. Dabei kommt es eben vor, dass man manchmal noch daneben tritt - und dann doch mal eine kleine Strecke auf dem alten Pfad laufen musste. Es kommt darauf an, den Weg immer wieder neu zu suchen, genauso, wie ein verirrter Wanderer seinen Weg sucht.

Für mich selbst war die Entwicklung des Konzepts und dessen praktische Anwendung auch ein langer, wenngleich lohnender und erfüllender Weg. Am Anfang des Weges stand das Gefühl des Unbehagens über Prozeduren und Maßnahmen, die für magersüchtige Patienten vorgesehen waren. Wie das Überwachen und eventuelle Einschließen in ein Krankenzimmer oder eine zwangsweise Verabreichung der Nahrung, oder die Null-Diät bei Übergewicht.

Da fehlte die Rückgabe der Selbstverantwortung an den Patienten. Entscheidend war die Frage, wie ein Mensch liebevoll erreichbar wird, wie eine helfende Begleitung möglich werden kann. Bereits unter Walther Lechler bot ich Gruppen für Essgestörte an. Damals noch auf Basis eines kleinen Konzeptes, das in die Kullenmühle passte.

1988 ging Walther in Pension. Seine Stelle als Chefarzt übernahm im Januar 1989 Michael Oppl. In seine Anfangszeit fiel auch der große Umzug, denn die Kullenmühle war zu klein geworden. Wir hatten zu wenig Gästezimmer und zudem kamen bauliche Auflagen, die dort nicht zu verwirklichen waren. Fügung/Schicksal … in Bad Herrenalb stand das Hotel Deutscher Hof an der Kurpromenade leer. Und das wurde 1991 unser neues Domizil für die Klinik.

Im Jahr 1988-89 begann dann meine Ausbildung zur Ernährungsberaterin und die Weiterbildungsgänge zur Gesprächsführung. In dieser Zeit begann ich konkret mein Konzept zu entwickeln und nach und nach in die Gruppen einzubringen, und das mache ich auch noch zu dieser Zeit, in der dieses Buch entsteht. Denn auch, als 2008 Michael Oppl in Pension ging und Klaus von Ploetz die Chefarztstelle übernahm, konnte ich meine Gruppen weiterführen. Ich will an dieser Stelle nicht versäumen, beiden Klinikleitern meinen herzlichen Dank zu sagen!

Das Ziel der Gespräche und Gruppen liegt wesentlich im Erreichen von gemeinsamen Absprachen. Stellt sich beispielsweise ein Bulimiker vor, wird er mit der Frage konfrontiert, ob er "trocken" oder "nass" sei. Besteht ein Problem akut, wird gefragt, ob eine Absprache mit seinem Therapeuten und mir vorstellbar ist, um einige Mahlzeiten bei sich zu behalten. Konkret wird eine Zahl vereinbart, wie viele Mahlzeiten er behält. Im Gegensatz zu früher, als es hieß, mit Beginn der Therapie wird nicht mehr erbrochen, steht jetzt eine machbare Vereinbarung im Vordergrund. Eine kurze Betrachtung der verwendeten Sprache scheint mir an dieser Stelle wichtig. Wir verwendeten früher den Begriff Kotzen, statt des Wortes Erbrechen. Aus meiner Sicht sind die altdeutschen Wörter treffender, weil das Wort "Kotzen" die Not ausdrückt, die mit diesem Geschehen verbunden ist. Ebenso ungenau klingt es, wenn man „trinken“ satt „saufen“ sagt.

Der Schriftsteller Fontane benutzte, wenn er vom Leben geprügelte Frauen beschrieb, das Wort "gramblass". Das ist ein Eigenschaftswort, welches sofort ein Bild erzeugt. Sprache soll das beschreiben, was wirklich ist und keine Verharmlosung schaffen. Wenn jemand erklärt, einen „Fressanfall“ gehabt zu haben, dann ist klar, was er meint. Viel weniger tragisch und heftig klingt es, wenn jemand von einem „Essanfall“ berichtet. In dem Wort Essanfall schwingt keine Not mit, die der Betroffene erlebt hat. Hingegen vermitteln die Wörter "saufen" und "fressen" die Not und die mangelnde Wertschätzung, die mit einem solchen Verhalten verbunden sind. Sprache sollte das benennen, was gemeint ist und keine Verschleierungsfloskeln erzeugen, die zum Selbstbetrug verführen.

Zu Beginn der Therapie gibt es Patienten, die sofort in der Lage sind, erste Vereinbarungen zu treffen. Andere sind anfänglich noch zögerlich und benötigen Zeit. Wenn dann aber einer der Zögerlichen nach einigen Wochen sagen kann, dass heute alle Mahlzeiten drin geblieben seien, dann hat er eine wirkliche Leistung vollbracht. Dann darf er voll Stolz darüber sich ein

Goldblättchen erteilen. Diese Leistung soll nicht im Sinne einer Normalität gesehen werden, sondern soll als besondere Leistung herausgehoben werden. Wenn jemand während des Klinikaufenthaltes seine Symptomatik mindert und es ihm besser geht, frage ich, worin der Unterschied zwischen dem Aufenthalt hier in der Klinik und seinem Leben zuhause besteht. Oft sind die Antworten überraschend einfach. Da wird erzählt, dass der Kontakt zu anderen Menschen ein besseres Lebensgefühl hervorbringt. Oder es wird darauf hingewiesen, dass die regelmäßigen Mahlzeiten im Kreis anderer Menschen wohltuend seien. Auch, dass hier in der Klinik Ansprechpartner sind, mit denen über die eigene Situation gesprochen werden kann, sei hilfreich. Der Aufenthalt in der Klinik bietet dabei soviel Entspannung, dass Betroffene sagen können, dass sie in diesem Moment kein krankhaftes Essverhalten brauchen.

Die von mir beschriebene Sequenz, das Treffen von Absprachen oder Vereinbarungen, dokumentiert eine Grundhaltung. Es gibt eben kein Müssen und kein Sollen. Betroffene dürfen sich selbst zu einer Veränderung entscheiden. Es wird keine Veränderung erwartete, mit der die Gäste uns gefallen sollen. Lebensweg und der jeweilige Umgang mit sich selbst liegen radikal in der Selbstverantwortung. Der Einzelne bestimmt seine Richtung, wählt seinen Weg und entscheidet, wie groß seine jeweilige Wegstrecke ist, die er zu gehen bereit ist.

ICH BIN BEGLEITERIN, KEINE ANTREIBERIN!

Mit diesem Leitsatz wird die einfühlende Grundhaltung, mit der wir in dem Bad Herrenalber Modell unseren Gästen (Patienten) begegnen, auf den Punkt gebracht. Wir bestimmen nicht! Wir begleiten! Und darüber bin ich froh!

ZWEI TAGE INTERVIEW

Wir sitzen nunmehr seit zwei Tagen in der kleine Wohnung von Rosel und hören ihr zu. Schon jetzt wissen wir, wie unzureichend der Zeitraum ist, der uns zur Verfügung steht. Wie können wir Rosels vierzigjährige Berufserfahrung in der Psychosomatik abbilden, und wie können wir ihre Essenz aus diesen vielen Jahren präzise und verständlich darstellen? Wir sind uns bewusst, dass Rosel noch mehr hätte erzählen und erklären können. Wir wissen um die vielen ungesagten Details, die in hunderten von Patientenbegegnungen Rosels Haltung und Konzept noch stärker ausgedrückt hätten.

Joachim und ich, Jürgen, empfinden, wenn wir in den Pausen uns selbst überlassen sind, eine Einigkeit. Wir beide sehen eine Frau, die ungeheuer ausdauernd erzählt, berichtet und erklärt. Wenn Rosel bewegt ist, wird das sofort spürbar. Sie lässt Fragen zu und wenn ihr die Frage nicht ganz passend scheint und ihren roten Faden unterbricht, antwortet sie dennoch höflich und nimmt sogleich ihren eigenen Faden wieder auf. Sie ist im besten Sinne des Wortes eine eigenwillige Persönlichkeit. Keine Frau von der Stange, die sich mit Plattitüden zufrieden geben könnte. Sie weiß genau, was sie vermitteln möchte und auch, was nicht gesagt werden sollte. Sie möchte nicht, dass wir Namen von Ärzten, Schwestern und anderen Mitarbeitern hervorheben. Sie möchte vermeiden, dass ein Unrecht in der Weise verschriftlicht wird, dass ein Mensch, der in seiner Bad Herrenalber Zeit in einer einzigartigen Wichtigkeit mitgearbeitet hat, vergessen wird.

Ebenso möchte sie keine Details über Patienten, auch nicht in einer anonymisierten Form, vermitteln. Der persönliche Schutz ist ihr wichtiger, als eine spannende Erklärung am Beispiel ei-

nes Patienten, der in einer bestimmten Phase seiner Therapie etwas verdeutlichen könnte. Deshalb müssen wir mit allgemeinen Analysen, Regeln, Geschehnissen zurechtkommen.

Rosel ist für uns eine Persönlichkeit, die sich auf das Wesentliche beschränkt hat. In ihrer Umgebung ist kein Pomp zu finden. Sie lebt fast etwas spartanisch. Aber zugleich auch gemütlich. Wenn sie davon redet, dass es wichtig sei, immer wieder zu prüfen, was man wirklich braucht und dass viele Wünsche nicht das sind, was man braucht, dann wird das glaubwürdig, weil Rosel tatsächlich in einer Bescheidenheit lebt. Mir kommt der Gedanke, dass sie auch in einer klösterlichen Zelle leben könnte, vorausgesetzt, sie hätte die Freiheit, ihr Sozialleben weiterhin frei gestalten zu dürfen. Wir wissen auf jeden Fall nach zwei Tagen, wie schwer es sein wird, ein Bild von Rosel zu zeichnen, welches sie in ihrer Gesamtheit erfasst. Für das, was wir nicht vermochten, aber ihr gern geschenkt hätten, entschuldigen wir uns und wünschen dennoch, dass die LeserInnen in Rosels Welt eintauchen konnten.

Aspekte von Essstörungen

Die Therapie in der Klinik bietet unterschiedliche therapeutische Programme mit verschiedenen Angeboten, die von Ärzten, Therapeuten und Krankenschwestern angeboten werden. Viele dieser Angebote entstehen in einer Struktur, wie sie die Gruppentherapie darstellt. Andere entstehen informell, weil gerade ein Gast mit einer Schwester spricht und im Gespräch Zuwendung erfährt. Es gibt daher in der Klinik eine zweifache Wirksamkeit. Einmal über die Methoden und zum anderen über die emotionale Atmosphäre. In dieser Gesamtheit kann der Patient entscheiden, welche Angebote ihm besonders viel bringen. Er kann entscheiden, welchen angebotenen Aspekt er aufnehmen möchte, welchem Gesichtspunkt er vorsichtig gegenüber steht und was er ablehnt.

Ein wenig ähnlich soll mein Buch auch wirken. Der Leser kann entscheiden, was für ihn wichtig ist - und was weniger bedeutend für ihn ist. Er kann etwas mitnehmen oder es als für ihn unzutreffend überlesen. Dieses Buch ist dem Charakter nach ein Erfahrungsbericht und keine medizinisch-psychologisch-wissenschaftliche Abhandlung.

Eine wissenschaftliche Abhandlung würde Studien enthalten, mit denen ein Gesichtspunkt anhand einer bestimmten Patientenzahl untersucht worden wäre. Dabei würde allerdings das Persönliche ins Hintertreffen geraten. Und so bleibe ich im Erzählton und gebe hier Gedanken wieder, die in meiner langjährigen Praxis entstanden sind. Und dabei mute ich Euch zu, dass meine Erfahrung nur manchmal systematisch vorgetragen wird. Dafür rückt das Persönliche in den Vordergrund, dass ich all denen widme, die mich kennen lernen durften und vielleicht noch kennen lernen können.

Weil Jürgen mich fragte, worauf ich meine Aufmerksamkeit in den Gruppen richte, möchte ich darauf antworten. Eine meiner Formulierungen lautet: So wie ich mit meinem Essen umgehe, so gehe ich auch mit meiner Lebenssituation um.

MEIN ESSVERHALTEN SPIEGELT MEINE LEBENSSITUATION WIEDER!

Mich interessiert zwar das Essverhalten des jeweiligen Betroffenen, aber weit mehr interessiert mich, wie er mit sich selbst umgeht. Es gibt ja typische Spannungszustände, die einen Kotzdrang erzeugen. Jede Lebensgeschichte ist individuell und daher ist der Zusammenhang, in dem Spannung aufgebaut wird, auch individuell. Aber dennoch gibt es Gemeinsamkeiten in der Erfahrung quälender Anspannungszustände. Dazu gehört das Köpergefühl Betroffener, wenn sie Nahrung aufgenommen haben. Sie haben dann etwas in sich aufgenommen, das sie nur schlecht aushalten können. Jetzt ist plötzlich etwas im eigenen Köper vorhanden, was in der Wahrnehmung nicht dahin gehört. Nahrung wird als Fremdkörper erlebt! Da ist was in meinem Köper, dass mir Angst macht.

Neuere Formulierungen sagen ja, dass die Bulimie die Schwester der Anorexie ist. Die Symptome können einer Wandlung unterliegen. Der Bulimiker kann anorektisch werden. Aber auch eine bulimische Anorexie ist gar nicht selten. Häufig steht hinter diesen Krankheitsbildern die Angst vor dem Erwachsenwerden. Diese Angst ist nicht nur bei den Anorektikern zu finden, sondern auch bei bulimischen Patienten. Damit einher geht die Ablehnung des eigenen Köpers. Wenn eine Bulimikerin in die Anorexie übergeht, dann ist auf jeden Fall die Frage nach der Akzeptanz der eigenen Körperlichkeit angeraten. Dahinter steht häufig die Unfähigkeit, sich mit dem eigenen Körper und dem eigenen Leben auseinandersetzen zu können. Es ist eine dysfunktionale Schmerzvermeidung.

Auch eine sexuelle Komponente kann die Problematik begleiten. Wie, keine Frau sein zu wollen, die Leben schenken kann. Die keinen Bauch haben will. Das ist ein komplexes Thema und kann in der vorhandenen Fachliteratur vertieft werden. Nicht fraulich werden zu wollen ist insofern mit Ängsten besetzt, weil die Furcht vorhanden ist, für andere nicht attraktiv sein zu können. Sobald ich attraktiv wäre, erzeuge ich ja auch andere Resonanzen. Ein Mann reagiert vielleicht auf mich, in dem er mich anziehend findet. Aber wenn ich diese Attraktivität noch nicht aushalten kann, aus den unterschiedlichsten Gründen heraus, brauche ich noch mein bisheriges Essverhalten. Oder vielleicht will ich mich aufgrund von inneren Bildern zum jetzigen Zeitpunkt für andere noch nicht als Frau zeigen. Es geht aber auch oft um Macht und Selbstbestimmung. Die Betroffenen erleben für sich, im sonstigen Leben, eine relative Machtlosigkeit. In gewisser Weise ist die Entscheidung, ob ich das aufgenommene Essen behalte oder ausspucke, ein Rest von Autonomie. An diesem Punkt kann ich noch Entscheidungen treffen, selbst wenn ich sie sonst nicht mehr für mich treffen kann.

Es gibt obendrein noch das Wort “Ko-Morbidität”. Damit können eine Vielzahl psychischer Erkrankungen und Leidenszustände gemeint sein, die das gestörte Essverhalten mit unterhalten. Früher, als die Behandlung von Essstörungen noch in den Kinderschuhen steckte, wurde die innerpsychische Situation der Betroffenen zunächst noch nicht berücksichtigt. Damals waren die Behandlungen auf körperliche Veränderungen fixiert. Wer adipös war, erhielt Wasser und Tee und verweilte in der Null-Diät. Wer dabei nicht abnahm, konnte die Schuld auf den Koch schieben. Die auf das Gewicht bezogene starre Behandlung förderte keineswegs die nötige Selbstverantwortung. Bei den Anorektikern war jedes Gramm mehr auf der Waage das ausschließliche Erfolgserlebnis. Unsere damalige Erfahrung zeigte, dass wir die Menschen in ihrer psychischen Verfasstheit mit diesem Verfahren nicht erreichen konnten. Denn kurz nach der Entlassung nahmen die Mageren wieder ab und die Dicken legten zu. Zwar hatten wir dem Anschein nach sichtbare Erfolge am Entlassungstag, aber der Patient hatte keinen wirklichen Erfolg für sich mitnehmen können. Aus dieser Erkenntnis schufen wir die Reduktionskost und Aufbaukost ab.

Stattdessen dürfen die Patienten üben, die jeweilige passende Nahrungsmenge selbst heraus zu finden. Sie dürfen dabei sogar Fehler machen, aber der Prozess der Änderung soll selbstverantwortlich vollzogen werden. Wir mussten in der Entwicklung eines sinnvollen Konzepts dem Grunde nach in den sechziger Jahren ständig unsere Beobachtung auswerten, um einen angemessenen therapeutischen Weg aufbauen zu können. Zu Beginn dachten wir in ganz anderen Kategorien.

Wir unterschieden beispielsweise ohne praktischen Nutzen, ob ein Bulimiker einen Rückfall geplant hat und vieles mehr. Erst als wir alle lernten, dass die Persönlichkeit vor dem Symptom zu stehen hat, konnten wir hinter den Vorhang gucken. Und wir konnten zwar wünschen, dass jeder alleine wieder sein Leben in den Griff bekommen muss, aber eben nicht als einsamer Cowboy, sondern mit anderen zusammen. Die seit damals gewandelte therapeutische Grundhaltung führt nicht in eine "Friede-Freude-Eierkuchen-Welt". Oder akzeptiert eine Nonchalance-Haltung. Strukturlosigkeit in der Alltagsgestaltung und im Essverhalten ist änderungsbedürftig. Entsprechend gestaltet ist deshalb auch das therapeutische Wochen- und Tagesprogramm der Klinik. Da findet eben die frühmorgendliche Meditation verpflichtend statt, damit eine innere Sammlung möglich wird.

Die Entwicklung meines Konzepts kann als mehrjährige Entwicklungsarbeit verstanden werden. So hatten Walther und ich damals die Eingangssituation Abhängigkeitserkrankter untersucht. Es konnte immer sein, dass diagnostisch in Verbindung mit der Abhängigkeit auch ein Organschaden vorhanden war. Das reichte von erhöhten Leberwerten über erhöhte Fettwerte bis hin zu einer Diabetes. Wenn dann bekannt war, dass die organische Erkrankung bereits behandelt wurde, ließen wir, ohne eine spezielle Schonkost zu verabreichen, den Patienten erst einmal am normalen Klinikleben mit seinen geregelten Mahlzeiten teilnehmen. Nach einer Woche überprüften wir die Blutwerte, und oft traten mit dem geregelten Alltag nach und nach Besserungen ein. Im Ergebnis wurde die Eigenverantwortung der Patienten durch den Wegfall von kalorienreduzierter oder kalorienaufbauender Kost gefördert. Es wurde damit von Anfang an ein bewussterer Umgang mit Nahrungsmitteln eingeübt. Natürlich behielten wir die engmaschige Laborkontrolle organerkrankter Patienten bei, um rechtzeitig eine passende Hilfe einleiten zu können.

Der Therapieerfolg setzte dann später ein. Dafür aber war er das Ergebnis des Patientenverhaltens und seiner Änderungen. Die Nachhaltigkeit des Gelernten blieb dadurch stabiler. Eine gesunde Ernährung ist ein krankheits-vorbeugender Baustein. Wir wissen zur Genüge, dass Mangelernährungen zu irreversiblen organischen Schäden führen können. Das Beispiel des Abführmittelmissbrauches zeigt drastisch, welche Schädigungen entstehen können. Wenn der Darm keine Aufgabe mehr erhält und die Peristaltik einschläft, wird die Eigenbewegung des Darmes früher oder später dauerhaft geschwächt und letztlich inaktiv. Wenn der Missbrauch lange währte, besteht die Gefahr, dass ohne Abführmittel keine Entleerung mehr erfolgen kann. Auch in diesem Zusammenhang müssen Menschen mit einer Essstörung langsam eine Wiederernährung erlernen.

NACH EINER ESSSTÖRUNG MUSS DIE ERNÄHRUNG WIEDER NEU ERLERNT WERDEN!

Jürgen warf ein, dass er gehört habe, dass eine Anorektikerin dann einen Erfolg verbuchen könne, wenn sie in einem Restaurant endlich ein Essen wirklich genießen könne.

Das stimmt natürlich! Jedoch ist der Erfolg erst dann von bleibendem Wert, wenn die Betroffene sich am nächsten Tag nicht für den erlebten Genuss bestraft. Auch wenn es vielleicht mit Scham besetzt ist, so liegt ein anderer Erfolgsindikator im Wiedereintreten der weiblichen Periode. Das kann als Zeichen für einen wieder funktionierenden Stoffwechsel gesehen werden. Bei Wiedereinsetzen der Periode ist vielfach therapeutische Begleitung notwendig, da hier der Wechsel von einem Mädchen zur Frau erlebt wird. Diese Begleitung ist Aufgabe der Kerntherapeuten.

Wie zuvor bereits erwähnt, werden die Patienten – Gäste - einige Zeit vor der Entlassung auf ihr häusliches Leben vorbereitet. Dazu gehört auch, dass die Betroffenen Anregungen für den Umgang mit ihren Kindern mitnehmen können. Konkret, wie die Kinder innerhalb der Familie oder Lebensgemeinschaft z.B. mit Süßigkeiten umgehen können. Mein Plädoyer lautet: Süßigkeiten sollen auf keinen Fall verboten werden. Aber je nach dem Reifegrad der Kinder und deren Alter, sind einige grundsätzliche Umgangsformen mit den Süßigkeiten zu besprechen. Ein Kind braucht ja keine fünf Osterhasen oder zehn Schokoladen-Nikoläuse. Da kann die erziehungsberechtigte Person mit dem Kind aushandeln, dass *ein* Osterhase oder *ein* Nikolaus genug ist.

Wichtig ist auch, dass jedes Kind für sich einen eigenen Aufbewahrungsort für die Süßigkeiten besitzt. Das kann eine Schublade sein oder vielleicht einer schöner Karton. Wenn jemand etwas von einem anderen haben möchte, muss gefragt werden. Auch mit Ehepaaren bespreche ich diese Regelung - und auch zwischen ihnen muss gelten, dass gefragt wird, wenn man etwas vom anderen zu erhalten wünscht. Die Notwendigkeit des Fragens fördert das Erkennen des Unterschiedes zwischen “meins und deins”! Wichtig ist auch, dass Süßigkeiten in der Küche aufbewahrt werden. Im Wohnzimmer haben sie nichts zu suchen. Der Effekt eines süßigkeitsfreien Wohnzimmers ist der, dass ein Weg zur Küche notwendig wird.

Eine Mutter erzählte, dass ihr Kind an einem Abend mehrfach die Küche aufgesucht hatte. Sie sprach daraufhin das Kind an und es wurde deutlich, dass der eigentliche Wunsch des Kindes der nach der mütterlichen Nähe war. Als das Kind dann mit der Mutter kuschelte, war der Süßdruck kein Thema mehr.

Da fällt mir eine weitere süße Geschichte ein. Eine Patientin wurde entlassen, die selbst das Problem hatte, Süßigkeiten nicht liegen lassen zu können. Zuhause erzählte sie ihrem Kind, dass sie sich einen anderen Umgang mit Süßigkeiten wünsche, da für sie die Versuchung sonst zu groß sei. Ihr neunjähriger Sohn befand, dass auch er diese Schwierigkeit kenne. Schließlich rief der kleine Knopf, ohne ihr Wissen, seine Großmutter an und äußerte, dass er in diesem Jahr zu Ostern nur *einen* Hasen haben wolle. Daraufhin musste sich die Mutter des Kleinen telefonisch mit ihrer entrüsteten Mutter auseinander setzen. Was denn in Bad Herrenalb passiert sei, der Junge wolle keine Süßigkeiten mehr?

Die so Gescholtene erwiderte, dass sie erstens von dem Anruf nichts wusste und zweitens den Anruf ihres Sohnes für gut befinde.

„Auch ich hätte bei euch angerufen, weil mein Sohn in diesem Jahr nicht von jedem einen großen Osterhasen bekommen soll!“, sagte die Mutter. Und sie regte an, es könne in der Familie ja mal nachgefragt werden, was sich der Junge selbst wirklich wünsche. Die Oma sprach daraufhin mit ihrem Enkel und erfuhr, dass der Junge für ein Fahrrad spare. Es war dann für sie ein Leichtes, einen passenden und leistbaren Betrag in das Sparschwein des Kindes zu werfen.

Außerdem können die Erwachsenen bei einem solchen Vorgehen dem Kind durchaus Grenzen setzen, wenn der kindliche Wunsch das Leistbare übersteigt. Diese kleine Geschichte belegt auch, wie viel Arbeit die Grenzziehung erfordert, wenn man das eigene Essverhalten verändern möchte. Im eigenen Umfeld wird das nicht immer verständnisvoll hingenommen. Oft muss man sehr klar und bestimmt auftreten, damit die eigene Änderung von anderen akzeptiert wird.

Was mir am Herzen liegt, ist die Stärkung der Alltagstauglichkeit von Hilfen, die einen Rückfall in das gestörte Essverhalten vermeiden helfen. Lies nochmals nach auf der Seite mit der Liste SCHRITTE ZUR WEGFINDUNG und was wir dort der Abkürzung “H A L T” für Bedeutungen zugeordnet haben. Denke daran, dass befriedigende Beziehungen für die Gesundheit wichtig sind. Dass angestauter Ärger ein Risiko bedeutet. Dass Einsamkeit einer der Faktoren ist, der einen Rückfall begünstigt. Dass länger andauernde Erschöpfungszustände ein weiteres Risiko erzeugen. Es kann ja kein Betroffener lebenslänglich mit seiner Therapie befasst sein. Aber jeder kann Achtsamkeit erlernen. Und jeder kann die eigene Wertschätzung pflegen.

Meine Merksätze erfreuen sich einer gewissen Beliebtheit, weil sie einfach zu behalten sind. Für das Leben nach der Therapie gilt daher besonders der Satz:

ICH BRAUCHE NAHRUNGS-MITTEL UND ICH SUCHE MIR LEBENS-MITTEL ZUM LEBEN!

Wer folglich in seiner Achtsamkeit verweilen kann, erkennt sehr früh einen nahenden Rückfall und kann aktiv für seine Gegensteuerung einstehen.

In einer globalisierten Welt, in der in den Industrieländern ständig ein Übermaß importierter Lebensmittel vorhanden ist, werden auch ständig Bedürfnisse nach exotischen Genussmitteln erzeugt. Es ließe sich geradezu eine Geschichte über die Entwicklung des Nahrungsmittelangebotes seit den fünfziger Jahren schreiben. In den Konsumtempeln unserer Zeit liegen neben Ananas, Avocados, Sternfrüchten immer wieder noch unbekannte Erzeugnisse aus, die den Verbrauchern ins Auge springen sollen. Hinzu kommt der gewaltige Markt der Fertigprodukte. Salat ist bereits gewaschen und verzehrfertig. Jede erdenkliche Pizza ist tiefgefroren käuflich, ebenso wie komplette Fertiggerichte in

Hülle und Fülle. Hingegen geraten alte Apfelsorten in Vergessenheit und immer weniger Menschen wissen, wie die klassischen Wintergemüse, wie z.B. ein Wirsing, zubereitet werden. Es scheint so zu sein, dass der Kühlschrank zum Hausaltar des einundzwanzigsten Jahrhunderts aufgestiegen ist. Immer muss er voll sein. Diese ständige Verfügbarkeit eines Übermaßes an Nahrungs- und Genussmitteln erschwert die Grenzziehung, zwischen den Lebensmitteln, die ich brauche, und dem, was ich in mich hineinstopfen möchte. Provokativ könnte man glauben, dass die Industrie und der Handel den Menschen mit einer Raupe verwechseln, die nimmersatt nur noch das Fressen kennt.

Dem gegenüber wird mit Hilfe der Medien fortlaufend das Leit- und Idealbild einer dünnen, ewig jugendlichen Göttin in die Welt gesetzt. Angeführt von Modelgrößen, die Heidi oder Naomi heißen können, hat sich eine Kultur von magersüchtigen Frauen entwickelt, die über den Laufsteg Mode zeigen, die für Barbie-Puppen gemacht zu sein scheinen. Die aber den normalen Köper drücken und zwicken wie eine Zwangsjacke. Der weltweite Schlankheitswahn hat in einigen Ländern dazu geführt, dass keine normalen Kleidergrößen mehr erhältlich waren. In Argentinien musste deshalb der Gesetzgeber eine Verordnung erlassen, dass es auch wieder Bekleidung für normalgewichtige Menschen zu geben hat. Die illusionäre ewige Jugendlichkeit, verbunden mit einem Klappergestellkult, hat vor vielen Jahren schon Eingang in die Köpfe junger Mädchen gefunden und eine innere Schönheitsnorm geschaffen. Es gibt sechsjährige Mädchen, die eine klare Vorstellung davon haben, welchem Model sie später einmal gleichen wollen.

In Anbetracht des Nahrungsmittelsübermaßes und der Leitbilder ist es schwer, eine eigene Vorstellung von der Figur aufzubauen, mit der es sich gut leben ließe. Stattdessen erfolgt viel zu oft die Unterwerfung, unter ein fragwürdiges und gefährliches Schönheitsideal. Manch ein Mensch verbringt seine Lebensenergie damit, diesem bedenklichen Schönheitsideal möglichst nahe kommen zu wollen. Mit dieser verinnerlichten Jagd nach einem fragwürdigen Schönheitsideal ist dysfunktionales Essen mit all seinen schädlichen Folgen beinahe vorprogrammiert. Eigentlich ist es fürchterlich, wenn eine junge Frau ihren eigenen Köper nicht annehmen kann, weil sie meint, eine Abweichung von ihrer Idealvorstellung festzustellen. Bereits an diesem Punkt lebt sie nicht mehr sich selbst, sondern lässt sich leben.

Die Kerntherapie in dem Bad Herrenalber Modell findet in den Gruppen statt. Die Essproblemgruppe ist lediglich ein ergänzendes Angebot, damit die Achtsamkeit für sich selbst zu einem gesünderen Essverhalten führt. Noch immer hinterlassen Walther Lechlers therapeutische Grundhaltung wirksame Spuren in der therapeutischen Arbeit der Kerngruppen. Die von Dr. Dan Casriel entwickelte Methode des NIP (New Identity Process) (später Bonding) griff Walther Lechler auf und etablierte dieses psychotherapeutische Verfahren in der Kullenmühle. Eine stetige Weiterentwicklung hat diese Methode zu einem anerkannten therapeutischen Verfahren werden lassen.

Die Theorie des Bonding, wie diese Therapieform lange Zeit genannt wurde, geht von verletzten Grundbedürfnissen aus, die zu einem problematischen Beziehungsverhalten führen. Dazu gehören beispielsweise der Nähewunsch und der Wunsch nach emotionaler Offenheit, dem die Angst vor Nähe und die Angst, die eigenen Gefühle offen zu zeigen, gegenüber stehen. Ebenso kann dazu ein Bindungswunsch gehören, der unerfüllt bleibt, weil Furcht vor Bindungsenttäuschung zu mächtig ist.

An dieser Stelle sind noch weitere Grundkonflikte aufzählbar, wie der Wunsch nach persönlicher Autonomie, der Wunsch nach Selbstwert, der Wunsch nach Zugehörigkeit, der Wunsch nach körperlichem Wohlbefinden und der Wunsch nach einer spirituellen Orientierung, die sinnstiftend ist. Mit diesen Themen, Haltungen und Schwierigkeiten beschäftigt sich die Wegfindung in den Kerngruppen.

Zur Bonding-Arbeit gibt es weiterführende Literatur, die besser als ich es vermag, dieses Verfahren beschreibt und erklärt. Mir war die kurze Erwähnung der Kerngruppen wichtig, weil sie die Verzahnung der unterschiedlichen Klinikangebote verdeutlicht. Ein Betroffener kann einen Aspekt seiner Persönlichkeit, der in der Essproblemgruppe offenbar wird, mit in die Kerngruppe nehmen und dort bearbeiten. Er kann umgekehrt über eine liebevolle Struktur, die er sich im Umgang mit seiner Ernährung gibt, in der Essproblemgruppe darüber weiter nachdenken und dort seinen Weg fortsetzen.

Wenn ich in diesen Gruppen sage, dass Übermaß und Reduzierung den Alltag von Essgestörten prägen, meine ich damit jede Form von Essstörungen. Die Kasteiung der Magersüchtigen, die ständig mit der Reduzierung befasst sind, die Bulimiker, die sich erst ein Übermaß einverleiben und dann wieder von sich geben, und die Adipösen, die sich mehr Substanz zuführen, als ihre Köper benötigen. In diesem Zusammenhang arbeite ich mit einem einfachen Schema.

ÜBERMASS UND REDUZIERUNG PRÄGEN DEN ALLTAG

Übergewicht = Resignationspanzer / Schutzpanzer

Untergewicht = Rückzug / Verdünnisierung

Pendelgewicht = Hilflosigkeit / Unentschlossenheit

Die Zustände Übergewicht, Untergewicht und Pendelgewicht sind die äußeren Zeichen innerer Schwierigkeiten.

Wichtig ist, dass mein Schema eine persönliche Arbeitserfahrung wiedergibt. Der Zusammenhang zwischen Übergewicht und Resignation, wie auch der von Untergewicht und Rückzug und schließlich der von Pendelgewicht und Unentschlossenheit beschreiben häufig zu beobachtende Zusammenhänge. Aber auch hier gilt, dass jede Verallgemeinerung unzulässig ist. Die persönlichen Bedeutungen der unterschiedlichen Gewichtsverfassungen müssen mit jeder Einzelpersönlichkeit durchgearbeitet werden. Die persönlichen Hintergründe passen eben nicht alle unter einen Hut. Insbesondere chronifizierte Patienten, die unter Umständen auf eine jahrzehntelange Essstörung zurückblicken, passen in kein Diagnoseschema. Was sich in der Theoriebildung verändert hat, ist, wenn auch etliche Experten diese Ansicht nicht teilen, dass es sowohl eine Esssucht gibt wie auch eine Essstörung. Auf die Esssucht treffen alle Kriterien zu, die Sucht beschreiben. Essgestörte können sagen, dass sie symptomfrei sind, während ein Esssüchtiger sagen kann, dass er genesen und seine Lebensweise abstinent geworden ist. Ein genesener Esssüchtiger ist nicht frei davon, dass bei Eintreten neuer Lebensschwierigkeiten die alten Verhaltensweisen wieder präsent werden. Aber dann, vorausgesetzt, die Achtsamkeit wurde gepflegt und lebendig gehalten, verfügt er über ein funktionierendes Frühwarnsystem.

Mir begegnete eine Patientin, die in ihrer Esssucht von Kandis und Würfelzucker abhängig war. Bei ihr wurde eine der Funktionen, die das Suchtverhalten einnahm, anschaulich deutlich. Wenn sie Aggression verspürte zerbiss und zermalmte sie geradezu die Kandisstücke. Dieses Zerbeißen war ihr Weg, Wut abzulassen. Genauso gibt es Leute, die ständig ein Kaugummi im Mund haben müssen. Dabei hat das Kaugummi häufig die Funktion, vorhandene Hemmungen zu reduzieren. Es gilt als Hemmungsbremse. Dann gibt es auch Betroffene, die eine Abhängigkeit von Süßstoff beschreiben. Nach meiner Erfahrung und der Auswertung von Betroffenenberichten wirkt die Kombination von Süßprodukten und Weißmehlprodukten wie ein Gärungsprozess im Köper.

Einige Betroffene, die von Zucker und Weißmehlprodukten abhängig sind, beschreiben einen rauschähnlichen Zustand. Deshalb gehört in diesen Fällen zur Abstinenz das rigorose Weglassen von Zucker und Weißmehlprodukten.

Allerdings gibt es auch Betroffene, bei denen der Süßgeschmack im Vordergrund steht und keine biochemische Köperreaktion, wie zum Beispiel bei der "Kandisfrau". Es gibt jedoch nicht nur die Fixierung auf Süß. Wir beobachteten auch ein übermäßiges Verlangen nach Salz, fetthaltigen Produkten, intensiver Würze und mitunter auch das Verlangen nach Saurem, wie z.B. Essiggurken.

Entscheidend ist letztlich immer, ob ein bestimmtes Produkt als Such-Mittel eingesetzt wurde. Diese Mittel sind dann in der ersten Zeit der Therapie absolut zu meiden, damit kein Geschmackskick eine wichtige Emotion überlagert.

Entscheidend für den persönlichen Umgang mit Nahrungsmitteln ist die Frage, ob ein Nahrungsmittel eine andere Funktion als die der Ernährung einnimmt. Essen darf keine Ersatzhandlung werden. Mit einem einfachen, etwas konstruierten Beispiel möchte ich zeigen, wie ich eine Ersatzhandlung verstehe: Angenommen, ein alleine lebender Mensch kommt von der Arbeit nach Hause. Eigentlich hat er keinen Hunger. Er würde sich einen Partner wünschen, den es aber noch nicht gibt. Statt sich mit dieser Situation auseinander zu setzen, vielleicht zu überlegen, wo er Menschen kennen lernen könnte, öffnet er den Kühlschrank und stopft irgendetwas in sich hinein.

Oder jemand wurde auf der Arbeit ungerechtfertigt kritisiert. Er hat diesen Angriff ohne Klärung über sich ergehen lassen und kann es zuhause kaum abwarten, endlich den Kühlschrank öffnen zu können und sich über den Inhalt herzumachen. Spannungen bauen sich in ganz konkreten Lebenszusammenhängen auf. Ersatzhandlungen sind immer nur eine Notlösung. Es kommt darauf an, wie der Einzelne seine konkrete Lage gestaltet.

Jürgen Bosbach hatte mich in den Interviewtagen gefragt, ob ich aufgrund meiner jahrzehntenlangen Erfahrung auf besondere Erfolgsgeschichten zurückblicken kann. Aufgrund der Schweigepflicht zog ich es vor, keine allzu konkreten Auskünfte zu erteilen. Es gab einige Menschen, die ihre Essstörung oder Esssucht nicht bewältigen konnten. Aber die Mehrheit schaffte es, sich während des Klinikaufenthaltes ein gutes Handwerkszeug zu erarbeiten, mit dem eine weitere Wegfindung möglich wurde. Wobei wir anerkennen müssen, dass die Lebensrealität außerhalb der Klinik heute eine andere ist als vor vierzig Jahren. Ich denke da an Herausforderungen durch wechselnde Arbeitszeiten, Mobbinggeschehnisse am Arbeitsplatz, an nicht eingehaltene Pausenregelungen und an die vielfach größere Unsicherheit, ob der Arbeitsplatz dauerhaft erhalten bleibt. Leider ist die durchschnittliche Verweildauer in der Klinik kürzer geworden. Die Rahmenbedingungen wurden also für viele Patienten zum Nachteil verändert. Manch ein Klinikgast würde gern noch die Veränderungsprozesse, die wir einleiten konnten, stabilisieren und bräuchte dafür noch etwas mehr Zeit.

Um den Übergang von der Klinik zum häuslichen Umfeld so zu gestalten, dass der Therapieerfolg nachhaltig bleibt, ist der frühzeitige Kontakt und die regelmäßige Einbindung in eine erreichbare Selbsthilfegruppe von hoher Bedeutung. Wichtig sind zusätzlich die unterschiedlichsten Beratungsstellen außerhalb der Klink. Wenn etwa am Arbeitsplatz eine andauernde Überforderung stattfindet oder ein regelmäßiges abwertendes Verhalten durch Kollegen und Vorgesetzte, abseits sachlicher Begründungen, auftritt, dann helfen mitunter die örtlichen Integrationsfachdienste. Der Einzelne muss deshalb sein heimatliches Umfeld erkunden und diejenigen Gruppen und Instanzen aufsuchen, die ihm hilfreich sein können. Im Zeitalter des Internets ist es ja einfach geworden, die entsprechenden Anschriften und Öffnungszeiten heraus zu finden.

Auch wenn die durchschnittliche Verweildauer in der Klinik etwas geringer geworden ist, so gibt es auf der anderen Seite eine inhaltliche Weiterentwicklung der therapeutischen Arbeit insgesamt. Zu nennen ist da die Operationalisierte Psychodynamische Diagnostik (OPD). Das ist einerseits ein diagnostisches Verfahren, das auf allen Ebenen der Persönlichkeit die jeweiligen Problemstellungen erfasst und andererseits dazu beiträgt, dass auf Basis von Erhebung ein individueller Therapieplan erstellt werden kann, dessen Verlauf und dessen Ergebnisse fortlaufend überprüft werden können. Im Grunde genommen wurde mit diesem Verfahren die Gründlichkeit der Diagnostik und Therapie neu systematisiert. In der Praxis wird der Patient „im Hier und Jetzt“ abgeholt. Es wird die konkrete persönliche Not des Einzelnen betrachtet. Dabei wurde der Schwerpunkt verlagert von den möglichen frühkindlichen Schädigungen zur aktuellen Problematik. Vereinfacht lautete die Frage heute: „Was ist passiert, dass du jetzt etwas ändern möchtest? Was ist z.B. vorgefallen, dass jetzt deine Bulimie wieder zum Ausbruch kommt?“

Es geht um die gegenwärtige persönliche Lage. Was natürlich nicht heißt, dass die Vergangenheit bedeutungslos werden würde. Ich persönlich meine, dass die Vergangenheit nicht unentwegt wie ein Bollerwagen an einem Seil hinter einem her gezogen werden kann. Die Vergangenheit ist nicht mehr veränderbar. Aber die Gegenwart kann verändert werden. Zudem bietet die Bonding-Therapie gegenwärtige Erfahrungen, aus denen ich Wegweiser für mich persönlich ableiten kann. Auch meine eigene Erfahrung beinhaltet die starke Erfahrung, dass mich im Rahmen dieser Therapie ein anderer Mensch in meiner Not halten kann. In welchem Maß ein Patient die Bonding-Therapie für sich beanspruchen möchte, entscheidet er selbst. Keiner ist dazu verpflichtet, sich berühren zu lassen. Für viele jedoch bringt diese Näheerfahrung eine nachhaltige Veränderung mit sich. Man lässt vielleicht mehr Nahsituationen zu als zuvor. Wird vielleicht auch bindungsfähiger und genießt einfach die Möglichkeit, einem anderen Menschen nah zu sein.

Allerdings sollte man das Bonding und die damit verbundene Nähe weiterhin differenziert betrachten. Keiner muss die Menschen inflationär umarmen. Aber da, wo man diese Nähe möchte, kann man es äußern und vielleicht auch dann ausleben.

Die Chemie muss dann einfach stimmen.

Eventuell mag der Leser nach dem Lesen der letzten Seiten zu der Auffassung kommen, dass ich von allem ein bisschen geschrieben und keine größere, in sich thematisch geschlossene Kapitel formuliert habe. Wenn der Leser diese Wahrnehmung hat, kann ich das nur bestätigen, denn die letzten Seiten sind im Gespräch entstanden zwischen Jürgen, Joachim und mir. Mit diesen beiden Interviewern versuchte ich ganz einfach, den einen oder anderen Aspekt meiner Berufserfahrung auf den Punkt zu bringen. Dazu zählt auch die Frage, was mir persönlich das Bad Herrenalber Modell bedeutet.

Die Antwort der persönlichen Bedeutung möchte ich in wenigen Sätzen geben. Aufgrund meiner Arbeit in der Kullenmühle und nach dem Umzug in der heutigen Klinik empfand ich die Zeit meiner Mitarbeit als Geschenk. Mir selbst gab das therapeutische Umfeld die Möglichkeit, mein Leben noch einmal Revue passieren zu lassen und damit verbunden konnte ich für die Mängel in meiner Kindheit mehr als reichlich entschädigt werden. Ich wurde durch die alltägliche Arbeit bereichert. Die Begegnung mit den Gästen hat meine Neugierde im positiven Sinn stets wach gehalten. Immer wieder durfte ich die Faszination erleben, daran teilzuhaben, wie andere Menschen ihre Probleme lösten und wie es ihnen in kleinen oder größeren Schritten besser ging. Meine Zeit mit dem Bad Herrenalber Modell und seinem Konzept interessierte mich unentwegt - bis zum heutigen Tag. Was ich aus dieser Erfahrung heraus den Lesern anbieten möchte, ist die Ermunterung zu Offenheit und Mut. Meinen Lesern wünsche ich, dass sie sich offen zeigen und auf die Angebote anderer Menschen neugierig sein können. Dass sie zuhören können, um den anderen in seiner Einzigartigkeit wahrzunehmen. Diese Offenheit für etwas Neues bereichert das eigene Leben und vermeidet, dass man sich festfährt. Dazu gehört auch die Entwicklung der Fähigkeit, alte Einstellungen und Verhaltensweisen loszulassen. Loslassen heißt für mich auch: Hinhören! Hinfühlen! Wirken lassen! Entscheiden, was für mich davon annehmbar ist!

LOSLASSEN HEISST:

FÜR NEUES EMPFÄNGLICH WERDEN.

DAS ERFORDERT:

HINHÖREN! HINFÜHLEN!

WIRKEN LASSEN!

DANN ENTSCHEIDEN!

Jürgen Bosbach

ZWISCHENBETRACHTUNG des "Ghostwriters" als Biograf

ROSELS UNIVERSUM

Rosel scheint sehr warme Füße zu haben. Als wir zur Mittagszeit durch den Schnee stapfen, um uns ein Restaurant zu suchen, schlüpft sie sockenlos in ihre Slipper und geht draußen über die hohe Schneedecke. Anders als die Füße ist ihr Kopf mit einer Mütze, die an die sechziger Flower-Power-Zeit erinnert, wärmend eingehüllt. Einige Zeit später sitzen wir in einer Gaststube, studieren die Speisekarte und mir fällt auf, dass Rosel einen schweren Fingerring trägt. Rosel kleidet sich wie Rosel, denke ich und sie demonstriert damit im besten Sinne ihre Eigenwilligkeit. Eine Eigenwilligkeit, wie ich sie von Persönlichkeiten wie Loki oder Helmut Schmidt kenne, von erfolgreichen Musikern, die schnörkellos ihre Persönlichkeit bewahren konnten und wie von der Filmfigur Miss Marple, die unbeirrt Verbrechen aufklärt. Mich freut es, bereits seit fast zwei Tagen eine Persönlichkeit erleben zu dürfen, die abseits von sprachlichen Moden noch so redet, wie ihr der Schnabel gewachsen ist. Die Substanzielles sagen kann, ohne dabei die Sprache mit Anglizismen oder unklaren psychologischen Floskeln aufblähen zu müssen. Sie sagt einfach, wie sie ihre Lebens- und Arbeitserfahrung sieht und bewertet.

Während sie erzählt, spricht sie manchmal Sätze aus, die umwerfend klar sind. Sätze, deren Gehalt nur bestätigt werden kann. Manchmal pausiert sie einen kleinen Moment und denkt nach. Sie redet nicht um der Rede willen, sondern es ist zu mer-

ken, dass sie ihre Erklärungen und Begründungen aus einer profunden Praxis und Erfahrung bezieht. Rosel ist gegenwärtig im Marathonlauf ihrer Erinnerungen und wir, die wir dabei helfen wollen, das Ganze zu einem Buch zu machen, profitieren davon. Erst später, als ich die Bänder abhörte, spürte ich, dass die Erinnerungsarbeit, die Rosel leistet, auch sehr anstrengende Momente beinhaltet und ich mein Erstaunen über ihre Kraft nicht zurückhalten kann.

Während der Interviews, aus denen dieses Buch entstand, zeigte uns Rosel einige Fotos. Wir sahen Aufnahmen von ihr aus den verschiedensten Lebensabschnitten. Einerlei, ob wir das Gesicht der jungen Krankenschwester oder der älter gewordenen, erfahrenen Beraterin sahen, ihr Gesicht zeigte immer Züge, die ihre persönliche Zielstrebigkeit unterstrichen.

Diese Frau ließ sich kein X für ein U vormachen und vor allem ist sie jemand, die offensichtlich immer wieder geprüft hat, ob eine therapeutische Methode auch wirklich den Anspruch einlösen konnte, den Menschen zu achten. Dahinter stand die Haltung, dass eine Therapieform dem Menschen zu dienen hat und der Mensch nicht zur Befriedigung eines Therapeuten oder therapeutischen Ansatzes da ist.

Mitunter waren es die unspektakulären Aussagen, die mich schärfer hinhören ließen. Da sagte Rosel, dass sie im Gespräch erst immer hingehört habe, wie das Gesagte auf sie wirkte. Mir fiel dazu ein, dass sie damit gelebte Empathie verkörpert. Das sie sich darauf einlässt, sich in den anderen Menschen hinein zu hören und hinein zu finden.

Sie kann aber auch sagen, dass sie nur "Bahnhof" verstehe, um ihren Gesprächspartner zu bitten, sich mit anderen Worten verständlich zu machen. Mitunter wiederholt sie das Gesagte, damit ihr Gegenüber prüfen kann, ob er richtig verstanden wurde. Es reizte mich, Rosel zu fragen, ob sie in ihren Gesprächen auch gelegentlich Ärger verspüren könne. Wieder legte sie eine kleine Nachdenklichkeit ein und gab dann an, dass sie die "Ja-aber- Haltung" für achtenswert halte - dass hingegen die "Ich mache alles richtig"-Menschen schon mal ihren Unmut mobilisieren können.

Als wir über die Teambildung in der Kullenmühle sprachen, über die Diskussionskultur und Therapieentwicklung und die Rolle, die Rosel dabei einnahm, verblüffte mich die Schlichtheit ihrer Antwort.

Rosel bemerkte, dass ihr Stellenwert zwar wichtig gewesen sei, sie aber immer der Rolle der Krankenschwester treu geblieben sei. Für sie hieß das, nicht in eine therapeutische Rolle hineinzudrängen, sondern trotz der besonderen Aufgaben Begleiterin zu bleiben. Auch wurden Walther Lechler und Rosel Bäker unter anderem von Michael Oppl als "lebendige Bücher", die den Patienten von den Gründungsjahren des Bad Herrenalber Modells erzählen konnten, häufiger eingeladen. Die Patienten waren wissbegierig und deshalb sehr davon angetan, wenn Walther oder Rosel erzählten.

Von Walther hörten wir später ergänzend dazu, dass die Zusammenarbeit mit Rosel für ihn sehr wichtig war. Beide seien Pioniere gewesen, die ein neues Konzept im winzig kleinen Rahmen, der sich dann bis zur heutigen Klinik entwickeln konnte, etablierten.

Rosels Erfahrung veranlasste mich zu fragen, welchen Leitsatz sie einer jungen Krankenschwester, die neu in die psychosomatische Arbeit einsteige, geben könne.

Rosel schlug vor, dass sie zu Beginn ihrer Arbeit alle Abteilungen eines solchen Hauses kennen lernen solle, um das Konzept in allen Bereichen kennenzulernen. Aber auch um zu prüfen, wie dieses Klinikkonzept persönlich auf sie wirkt. Schafft sie die innerpsychische Auseinadersetzung - oder ist es für sie dazu noch zu früh. Auch sei es empfehlenswert, wenn sie selbst den Nutzen therapeutischer Gruppenarbeit erfahre. Wichtig sei, dass sie sich gleich zu Beginn einer Patientenaufnahme bemüht, den Patienten kennen zu lernen. Auch um die Veränderungen wahrnehmen zu können, die der Patient während der Therapie durchlebt. Denn die zu erlebenden Veränderungen seien häufig enorm. Es sei wichtig, dem angekommenen Menschen Zeit zu lassen, bis er sich zeigen könne. Vor der Einstellung sei ein Praktikum ratsam. Ebenso ist der Besuch von Selbsthilfegruppen sinnvoll. Es gehe darum zu verstehen, dass Zuhören und die Fähigkeit, wertfrei auf Menschen zugehen zu können, die Grundhaltung der klinischen Arbeit sein muss. Dazu gehört, sich frei von Interpretationen zu machen und stattdessen die innere Realität seines Gesprächspartners kennen zu lernen. Hilfreich kann eine eigene Therapieerfahrung sein, weil die emotionale Heftigkeit mancher Situationen besser nachvollziehbar wird.

Rosel jedenfalls fühlt sich durch ihre Berufswahl, Krankenschwester in der Psychosomatik zu sein, durch die Begegnungsintensität mit den unterschiedlichsten Menschen während der vielen Arbeitsjahre reichlich belohnt. Dafür ist sie Michael Oppl und Klaus von Ploetz, die beide ihre Chefärzte waren, sehr dankbar.

Nach wie vor nimmt Rosel, wenn es ihre Zeit erlaubt, an den Teamsitzungen teil. Sie selbst braucht diese Verbundenheit, damit sie den notwendigen patientenbezogenen Austausch miterleben kann. Den braucht sie nicht zuletzt, weil ihr eine ganzheitliche Fachlichkeit oberstes Prinzip geworden ist. Ihre Befreiung von der alltäglichen Routine war ihre Chance, Weiterbildungsveranstaltungen zu besuchen. Noch jetzt fährt sie jedes Jahr zum Internationalen Kongress für Essstörungen und nimmt neue Richtungen und Erkenntnisse mit nach Hause.

Vor einigen Jahren begann eine neue Ära, von der viele Gäste profitieren konnten. Rosels Tisch wurde konstituiert! Es waren Patienten, die sich wünschten, mit Rosel während des Mittagessens zusammen sitzen zu dürfen. Gemeinsam mit damaligen Patienten wurde der Begriff "Rosel´s Tisch" geboren. Michael Oppl war mit dieser Neuschöpfung einverstanden - und seit dem gibt es tatsächlich einen Tisch, der auch mit einem Schildchen als ROSELS TISCH ausgewiesen ist. Die Tischgesellschaft dort wechselt ständig und die Teilnahme ist freiwillig. Es ist so etwas wie ein "Captain´s Dinner" auf einem Kreuzfahrtschiff. Die vier Plätze am Tisch sind sehr beliebt und werden von den Gästen gerne angenommen. Was an diesem Tisch geschieht, wird mit den jeweiligen Teilnehmern abgesprochen.

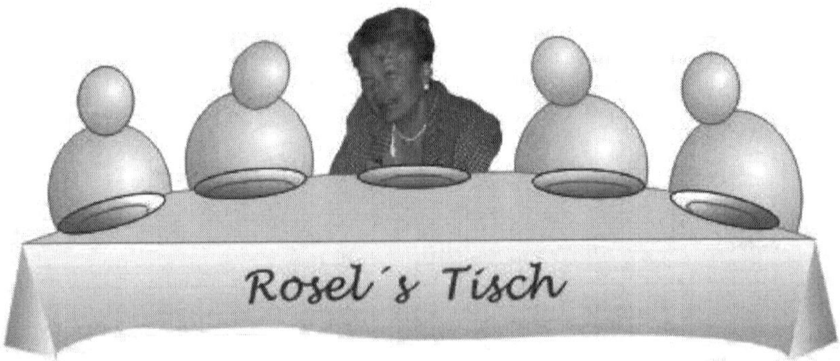

Dort am Tisch gilt Rosel mitunter als streng. Das dürfte mit ihrer Klarheit zusammen hängen. Rosel bringt die Dinge auf den Punkt und das muss im ersten Augenblick ja keineswegs angenehm sein. Dort, während des gemeinsamen Essens will Rosel keine gouvernantenhafte Anweisung erteilen, aber es kann sein, dass sie Hinweise gibt. Wenn es beispielsweise auf einem Teller aussieht wie bei "Hempels unter´m Sofa", dann sagt sie das. Oder wenn jemand noch nie oder kaum Obst gegessen hat, dann fordert sie, mit einer Begründung versehen dazu auf, auch ein Stück Obst zu essen. Das gleiche gilt, wenn ein Teilnehmer fortlaufend Gemüse verschmäht. Primär versucht sie am Tisch die Beratung hinten an zu stellen.

Es sei denn, irgendwer leckt den Teller ab (ist schon vorgekommen) oder zeigt unzumutbare Tischmanieren.

Ansonsten wird dort über Gott und die Welt gesprochen. Probleme aus dem therapeutischen Erleben werden bewusst ausge-

klammert. Es kann allerdings sein, dass Rosel vor der eigentlichen Mahlzeit einem Menschen kurz die Hand hält, wenn dessen Traurigkeit ihn überwältigt. Aber auch dann wird das Essen kurze Zeit später aufgenommen, denn es würde ja sonst kalt.

Die Hand eines Menschen zu nehmen und vorher zu fragen, ob dieser Mensch das möchte, ist eine von Rosels Eigenschaften. Das ist Begleitung in einem ursprünglichen, elementaren Sinn. Wenn der Gast es zu lässt, geht sie solange ein Stück mit ihm, bis derjenige sagen kann, sie nicht mehr zu brauchen. Die Wärme einer Hand, die gereicht wird, kann beruhigend wirken. Sie kann ebenso eine heftige emotionale Regung auslösen und einen "Zusammenbruch" hervorbringen.

Die Einsamkeit eines Menschen, dessen erlebter Berührungsmangel, kann sich in einem solchen Augenblick explosionsartig offenbaren. Generell scheint die Berührung ein wirksames Mittel zu sein, unter der Menschen offener und durchlässiger für ihre seelischen Zustände werden. Wissenschaftlich wurde das ja schon vor vierzig Jahren belegt, als die Sozialisationstheoretiker von sich reden machten. Berührung, Zuwendung, Aufmerksamkeit und Anregung sind basale Gaben, die wir einander geben können und die wir zum Leben brauchen wie die Pflanze das Wasser. Insofern ist Rosels Tisch eine ganz normale Angelegenheit, an dem diese Gaben vielleicht etwas häufiger als im sonstigen Leben verteilt werden.

Ehemalige Tischgäste berichten mitunter noch nach Jahren von Rosels Tisch. Allen Rückmeldungen gemeinsam ist die Aussage, dass mit dieser Tischgemeinschaft noch ein weiterer, wohltuender gemeinsamer Treffpunkt bestanden habe. Wenn die Stimmung am Tisch zäh war oder ins Bedeutungslose abzurutschen drohte, erzählte Rosel aus ihrem Leben und brachte damit das Gespräch wieder in Fluss. Rosel könne auch witzig frotzeln und Heiterkeit auslösen. Das wunderbare sei jedoch, dass Rosel sich als Person transparent mache und zugleich als fachliche Autorität präsent bleibt.

Rosel berichtete, dass die Entscheidung, das distanzierende „Sie“ aus der Arzt-Patent-Begegnung, aus dem Therapeuten-Klienten-Verhältnis und aus dem Patienten-Mitarbeiter-Verhältnis heraus zu nehmen, heutzutage gelegentlich auf eine geminderte Akzeptanz stößt. Auch praktizierende Therapeuten außerhalb der Klinik melden kritische Anmerkungen an. Einer Psychologin gegenüber, die das Du befremdlich fand, erklärte Rosel, dass die Verwendung des Du in der Geschichte der Klinik organisch gewachsen sei. Als ich ihr zuhörte, dachte ich dann, dass wir Menschen in unserem grundsätzlichen Empfindungsvermögen, in der Art wie wir Trauer oder Freude erleben, wie wir unter Umständen unter Hemmungen leiden oder uns in allmächtigen Anwandlungen verirren, einander ja so sehr gleichen. In meinem Umfeld leben auch Ärzte, die mit einem Abhängigkeitsproblem kämpfen. Es gibt da die Ärztin, die sich nur dann für wertvoll erachten kann, wenn sie ständig gute Leistungen bringt und es gibt den Psychologen, der außerhalb seiner Praxis in eine leidvolle soziale Einsamkeit hineingedriftet ist. Was uns unterscheidet, Arzt und Patient, ist nicht das Gefühlserleben, sondern nur die jeweils eingenommene Rolle. Von daher betont das "DU" unsere Wesensverwandtschaft. Das "Du" ist ja keine Abwertung oder eine kumpelhafte Anbiederung, sondern es verdeutlicht eine ernstgemeinte, menschliche Annäherung. Rosel vermittelte, dass es ganz anders und persönlicher klingt, wenn sie fragt "Peter, wie geht es Dir heute?", statt zu fragen "Herr Müller, wie geht es Ihnen heute?"

Zur Kommunikation gehört, wie Rosel betont, auch das wechselseitige Angucken, der beständige, aber nicht aufdringliche Augenkontakt.

Wir nehmen Rosel als eine bodenständige Frau und Expertin wahr, die keine therapeutischen Wolken nötig hat. Sie hat den Mut zur Vereinfachung und entwirrt damit manches Knäuel ungarer Vorstellungen oder auch komplizierter Theoriebildungen. Sie verwandelt komplizierte Zusammenhänge in praktisch lebbare Anregungen. Das ist ihr Markenzeichen! Und sie sagt anderen die Dinge unverblümt und direkt.

Im abschließenden "Big-Step" hatte ein Patient einmal gesagt, dass er anfänglich geglaubt habe, „die Alte ticke nicht ganz richtig." Das ergab ein spontanes "Helau" von der Gruppe, weil Rosels Direktheit bekannt ist. Aber dann schilderte der Mann seine Entwicklung und beschrieb, dass Rosels Unterstützung und Anregung für ihn sehr wichtig war.

Es gibt unter den ehemaligen Patienten das Image "Rosel sieht alles!". Das soll bedeuten, dass man ihr nichts vormachen kann und auch nicht braucht. Sie verlangt keine Veränderung, ist aber zu Absprachen bereit. Eine Begebenheit ist erwähnenswert: Rosel saß im Speisesaal und hatte einen Herrn zu sich an ihren Tisch eingeladen, der mehr aß, als gut für ihn war. Die konkrete Vereinbarung zwischen ihm und ihr lautete, nur noch zwei Brötchen statt der bisherigen drei. Der Mann setzte sich an einen anderen Tisch und ignorierte die Einladung. Rosel hatte den Stuhl am Tisch schräg hingestellt, so dass ihre Einladung noch sichtbarer wurde. Dann rief Rosel ihn, er könne immer noch an ihren Tisch kommen. Obwohl sie ihn nicht direkt sehen konnte, nahm sie jedoch an seiner Bewegung wahr, dass er als Reaktion darauf schnell ein Brötchen von seinem auf den Teller eines anderen Patienten legte.

Als sie ihm dann sagte, er könne auch das zusätzliche Brötchen ruhig mitbringen, brach im Saal große Heiterkeit aus. Aber genau solche Ereignisse trugen dazu bei, dass sie die Frau ist, die ALLES sieht.

Ein Ausflug in die Spiritualität

Zum Ende unserer Begegnung mit Rosel baten wir sie, zum Thema "Spiritualität" Stellung zu nehmen.

Rosel

Das Wort "Spiritualität" wird von Spiritus abgeleitet. Spiritus bedeutet Hauch oder Geist. Umgangssprachlich kann dann Spiritualität heißen, dass die menschliche Existenz von etwas Höherem angehaucht oder durchdrungen wurde. Sich der Spiritualität hingeben bedeutet dann, das Bewusstsein zu pflegen, dass eine höhere Kraft unser Leben prägt. Für manche Menschen ist die höhere Kraft eine personalisierte Gottesvorstellung. Für andere Menschen das Gefühl, dass über unserer Existenz noch eine andere Kraft vorhanden ist, die bereit ist, uns Lebenskraft zu schenken. Für mich persönlich ist die Spiritualität ein Kraftwerk, das ein Kraftfeld eröffnet.

Dabei ist es für mich von hoher Wichtigkeit, dass Spiritualität nüchtern bleibt. Damit meine ich, dass der Blick auf einen "allwissenden" Guru, der ein für alle gültiges Heilsversprechen äußert, mit großer Vorsicht zu betrachten ist. Sich der Spiritualität hingeben ist ein sehr individueller Weg, der zu einmaligen und nicht von einem zum anderen Menschen übertragbaren Wegweisern führen kann. Die Auseinandersetzung mit der Schönheit der Schöpfung, mit der menschlichen Beziehungsfähigkeit, mit den nicht eindeutig zu definierenden Kräften und der eigenen persönlichen Entwicklung, darf keinesfalls in das Sektenhafte abgleiten.

Spiritualität war für mich etwas ganz Neues, zumal ich es gewohnt war, sehr nüchtern zu denken und auf realistische Ziele hin zu handeln. Im Laufe der Jahre fand ich für diesen Komplex die Formel, dass es etwas gibt, das sich meiner Ratio entzieht. Das etwas in meinem Leben oder im Leben anderer geschieht, das für mich nicht begründbar und analysierbar ist.

Anfänglich, als dieses Thema über Walther Lechler und über die Inhalte der Selbsthilfegruppen allmählich Raum gewann, war es zwar nicht gerade befremdend, aber doch schon sehr ungewohnt und neu für mich. Wenn in dieser Zeit beispielsweise jemand die Formulierung gebrauchte, er müsse loslassen und sein Geschick einer höheren Macht übergeben, dann fand ich das zuerst befremdlich und musste das ein und andere Mal auch schlucken.

Mir ging die Frage durch den Kopf, was denn da die "höhere Macht" jetzt machen solle? Auch wenn jemand sagte, er sei machtlos, kam mir diese Formulierung fragwürdig vor. Aber dann zog ich das Wort "macht-los" auseinander, dachte über die Bedeutung nach und fand zufriedenstellende Antworten. Ich merkte, dass ein wohltuender Wandel, eine Genesung oder Änderung geschehen kann, deren Ursache nicht erklärbar ist und nicht erklärt werden muss. Dass ich spüren kann, dass eine Wirkung entsteht oder entstanden ist, auf deren hilfreiche Auswirkung ich vertrauen kann.

Wenn ein Mensch versucht, mit aller Macht ein Ziel zu erreichen, wie vielleicht ungeheuer reich werden zu wollen, und all seine Energie diesem Ziel unterwirft, dann ist die Vorstellung vom Reichtum, vom Ziel sehr mächtig. Wenn ein solcher Mensch nach all seinen Bemühungen merkt, das er sein Ziel nicht erreichen kann, also "machtlos" ist und bleibt, kann er seine Zielorientiertheit aufgeben. Er kann also die Mächtigkeit seines Zieles aufheben und sich auf andere Werte freuen. Er lässt dann die Macht (das Ziel) los.

Insofern ist „loslassen“ mitunter der Abschied von Überforderungen, die, würden sie weiter gelebt, eine dauernde Anspannung mit negativen Konsequenzen erzeugen könnten. Wenn ein Mensch von "falschen" Zielen ablässt, lässt er los. In diesem Vorgang schwingt das Wort "Er-lösung" mit.

Die Bürde eines unerreichbaren Zieles wurde aufgegeben. Spiritualität ist damit auch eine enorm praktische Vorgehensweise, mit der wesentliche Lebensziele von überfordernden Zielvorstellungen unterschieden werden können. Angewandte Spiritualität verlangt, in das eigene Gefühl zu gehen. Zu erspüren, was das eigene Gefühl aussagt. In dem Augenblick, in dem man sich die Zeit nimmt, die eigene Gefühlslage zu betrachten, ein wenig vielleicht auch meditativ damit umgeht, kann eine neue Sichtweise wachsen.

Der spirituelle Aspekt in der Therapie wurde im Bad Herrenalber Modell von Walther Lechler initiiert. Mir selbst ging es anfänglich gar nicht um die damit verbundenen Inhalte. Ich erlebte in Walther eine Persönlichkeit, die wusste, was sie wollte. Ihn erlebte ich direkt, bewusst und klar. Ohne in ihn verliebt zu sein, war ich davon fasziniert. Seine Klarheit und Überzeugung wurden mir Anregung, mir seine Denkweise und Überlegungen näher anschauen zu wollen. Seine Erkenntniswelt wollte ich auch erfahren dürfen.

Als Walther dann zu diesem Thema eine erste Gruppe im damaligen Aufenthaltsraum vorschlug unter dem Etikett „Bibelstunde“, da konnte ich mich seinem Vorhaben gut anschließen. Genau genommen kam es meinem Naturell entgegen. Ich war immer bereit, ohne lange theoretische, zögerliche Auseinandersetzung, etwas zu wagen und auszuprobieren. Walther hatte bereits über seine Erfahrung in den Selbsthilfegruppen einen Erfahrungsvorsprung. Seine Beschäftigung mit dem "Zwölf Schritte Programm" beinhaltete eine spirituelle Dimension. Walther war in seinem Umgang mit diesem Thema in gewisser Weise universell orientiert. Er ging über den Tellerrand seiner eigenen religiösen Orientierung weit hinaus, indem er zu den Gruppen beispielsweise Vertreter jüdischen Glaubens zu Vorträgen einlud.

Die Beschäftigung mit anderen Glaubensrichtungen und Religionen war interessant und wichtig, weil auch dabei immer der Mensch und seine Beziehungen im Mittelpunkt religiöser Überlegungen standen. Trotz alledem möchte ich noch einmal ausdrücklich davor warnen, sich mit einer nur „scheinbaren" Spiritualität zu beschäftigen. Spirituelle Inhalte dürfen nicht einfach über die Menschheit gestülpt werden. Maßgeblich auf diesem Gebiet ist die Erfahrung des Einzelnen, die für ihn zur Hilfe werden kann, aber eben in einer bestimmten Weise auch nur für ihn. Jeder muss seinen eigenen Weg suchen und prüfen, welche Anschauungen für ihn sinnvoll, schlüssig und überzeugend sind.

Zu meiner Spiritualität gehört die Erkenntnis, dass der Mensch den Menschen braucht. In den Begegnungen untereinander ist die Achtung voreinander wesentliche Voraussetzung, um den anderen Menschen in seiner Persönlichkeit zu belassen. Aus der Achtung kann Liebe erwachsen. Das Wort Liebe ist vielfach mit Bedeutungen überfrachtet. deshalb bevorzuge ich den Begriff der Achtung. Achtung umfasst die Anerkennung der anderen Persönlichkeit und akzeptiert die Lebenswirklichkeit der anderen Person und damit ihre Art der Wirklichkeitswahrnehmung.

Für mich ist spirituelle Erfahrung im Kern das Gefühl, dass es außerhalb von mir wirksame, helfende Kräfte gibt oder eine Kraft vorhanden ist, die ich spüren kann. Diese Art, die an kein eindeutiges Gottesbild gebunden ist, reicht mir voll und ganz und macht mir deutlich, dass ich Teil eines großen Ganzen bin - und damit bin ich zufrieden. In meiner Erfahrungswelt sind spirituelle Momente kurz und prägnant. Sie sind nicht mit der Brechstange zu beschaffen, sondern wie ein Geschenk ab und zu erlebbar. Diese Erfahrungen sind im Gedächtnis zu speichern und als Anregung für die eigene Lebensgestaltung oder für die Wegfindung zu nutzen. Spiritualität führt zu individuellen Erkenntnismomenten, die bereichern können. Nicht mehr und nicht weniger! Aber das ist genug!

NOCH EIN BRIEF

Meine Geschichte:

Wieso wurde ich eigentlich esssüchtig? Ja mittlerweile weiß ich es, Angst spielt in meinem Leben immer wieder eine große Rolle. Verlustängste, Angst vor Neuem – aber alles Neue muss ja nicht immer gleich negativ sein, sondern es gibt ganz viele positive neue Dinge, die man erleben kann. Allerdings sollte man sich dafür öffnen und bereit sein.

Ich konnte das nicht immer. Immer und immer wieder versuchte ich, offen für Neues zu sein. Aber irgendwie klappte es nicht. Jetzt kann ich genau sagen warum. Ich war mit mir nicht im Einklang, mochte mich nicht, versuchte immer, irgendwas zu ändern. Ich habe eine 8-wöchige Reha hinter mir. Aber dies war erst der Anfang. Den richtigen Weg muss ich dann selbst alleine weiter gehen. Es war nicht immer leicht. Doch irgendwann wurde mir klar, dass mir niemand anderes Entscheidungen oder Meinungen abnehmen kann. Ich muss selbst für mich und mein Problem mit dem Essen gerade stehen. Ich bin froh und dankbar, dass ich in Herrenalb sein durfte. Ich bekam wieder das Gefühl, viel wert zu sein, gut so zu sein, ich musste mich nicht für andere verstellen, sondern wurde mit meinen Ecken und Kanten akzeptiert.

Die ersten paar Tage dachte ich, ich sei verstummt. Nach einiger Zeit wurde mir klar, ok, wenn du dich nicht traust, irgendwas von dir zu erzählen, dann wird das nie was. Ich lernte während dieser Zeit sehr viele für mich „wertvolle“ Menschen kennen. Ich lernte mich selbst kennen, wie verletzlich ich sein, aber auch wie mutig und stark ich sein kann. Ich lernte wieder komplett neu zu essen, mit dem Essen umzugehen, auch für mich einzustehen und offen meine Meinung zu vertreten, wenn mir was nicht passte. Vor meinem Aufenthalt kam ich nie an einem Süßigkeiten-Regal vorbei. Ich hatte immer den Drang: ohne die Sachen kannst du nicht nach Hause gehen. Nach zwei Wochen ging ich durch den Supermarkt und die Verlockungen an der Kasse konnten mir gar nichts. Darauf bin ich sehr stolz. Für mich gilt: „Immer nur für heute“ das ist wirklich sehr gut. Auch wenn es Tage gab, an denen es mir nicht so gut ging, suchte ich mir ein paar Gesprächspartner und merkte so, es geht auch - mit reden statt essen. Das fasziniert mich täglich aufs Neue. So handhabe ich es noch heute, knapp 6 Monate nach meiner Rückkehr nach Hause. Seither bin ich abstinent. Der Besuch der Meetings ist für mich sehr wichtig, ich spüre, ich bin nicht alleine und der Austausch mit den anderen tut sehr gut.

Ich wünsche allen gute 24h

→ Gemeinsam schaffen wir es ☺

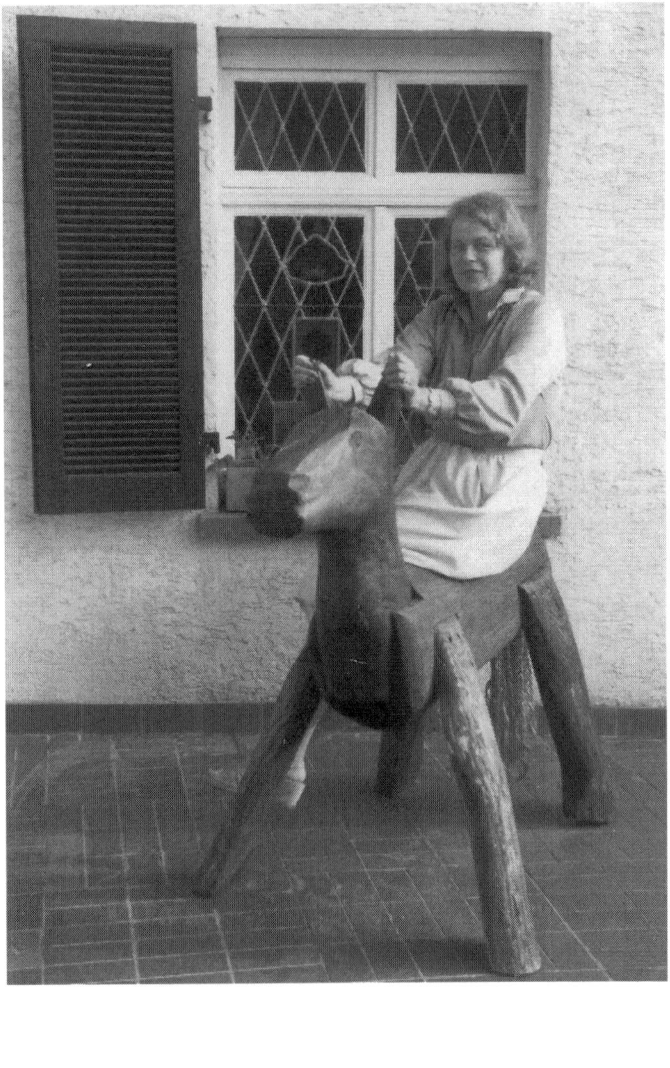

NACHWORT
VON ROSEL BÄKER

Der Schnee deckt weiterhin draußen die Landschaft zu, während Joachim, Jürgen und ich uns mit dem Aufdecken meiner Erinnerungen zwei intensive Tage beschäftigt haben. Erinnerungsarbeit ist keine lineare Angelegenheit, in der die vielen Ereignisse meines Lebens minutiös und chronologisch aneinander gereiht werden können. Vielmehr ist es ein Sortieren zwischen Erlebnissen und Gedankenwelten, die mir besonders wichtig sind und deshalb nachlesbar werden sollen. In einer ganz kleinen Ausgabe bin ich mit meinem Leben ja ein Stück lebendige Geschichte und wenn ich es ganz genau formuliere, auch ein Stück Medizingeschichte.

Auch wenn manch ein Begriff heutzutage zur Worthülse verkommt, so möchte ich behaupten, dass ich Zeugin einer ganzheitlichen therapeutischen Vorgehensweise geworden bin, in der die Selbstbestimmung der Persönlichkeit oberstes Leitbild geworden ist. Wir Menschen sind soziale Wesen und brauchen einander. Erst wenn wir aus einem gesunden, wohltuenden Beziehungsgeflecht herauspurzeln oder es im schlimmsten Fall nie erlebt haben, signalisieren Körper und Seele erste Anzeichen eines wachsenden Unwohlseins.

Im Bad Herrenalber Modell geht es also immer um den Menschen in seinem Beziehungsgeflecht und um seine Fähigkeit, Beziehungen zu begründen und lebensfähig zu erhalten. Seelische Gesundheit ist somit mehr, als ein Syndrom oder ein Symptom abzustellen. Oft steht am Anfang der Therapie die Konfrontation mit dem Sinn der eigenen Gefühle. Vielfach wird in dieser Auseinandersetzung deutlich, welche Bedürfnisse ein

Mensch tatsächlich empfindet und benennen kann. Das kann bedeuten, dass eigene “Irrwege” offenbar werden wie der Glaube, nur dann geliebt oder gemocht zu werden, wenn man unablässig Höchstleistungen vollbringt.

Ein anderer Irrweg kann darin bestehen zu denken, man dürfe sich von anderen nicht abgrenzen. In der therapeutischen Phase ist die Stabilisierung der eigenen Persönlichkeit deshalb ein unverzichtbares Thema. Es gibt eine Fülle von Einstellungsmustern, die zur Selbstsabotage führen, sich nicht selbst zu leben, sondern von anderen leben zu lassen. „Sich selbst leben zu können“ ist das Ziel einer von Grund auf soliden psychosomatischen Therapie. Dazu bedarf es einer warmherzigen Atmosphäre, in der sich ein Klinikgast aufgehoben fühlen kann und der er neue Wege ausprobieren darf. Als Krankenschwester und Pflegedienstleiterin war es mein Bestreben, eine solche förderliche Atmosphäre schaffen zu helfen. Als Beraterin und Begleiterin war es meine Aufgabe, in einer solchen Atmosphäre unseren Gästen als Spiegel zu dienen und sie zur weiteren Wegfindung zu ermuntern. In meinem Bemühen versuchte ich, die Rosel zu sein und zu bleiben, die ihr kennen gelernt habt. Die vierzig Jahre Arbeit in der Klinik, die Vielzahl der Begegnungen, die Zusammenarbeit mit hervorragenden Ärzten, Therapeuten, Krankenschwestern und anderen Berufsgruppen haben mich reifen lassen.

Heute genieße ich mich selbst als gereifte Frau, die in ihrem Leben aus dem Vollen schöpfen durfte und weiterhin schöpfen darf. Somit haben die Patienten und die professionellen Mitarbeiter in mir wohltuende Spuren hinterlassen, für die ich dankbar bin. Mein Büchlein ist daher auch der Versuch, euch allen für die längere oder kürzere Wegstrecke zu danken, die wir gemeinsam beschreiten durften.

Ihr habt mir gut getan!

ZWÖLF SCHRITTE GRUPPEN

(Stand 2009) Bitte informieren Sie sich im Internet.

Anonyme Alkoholiker Interessensgemeinschaft e.V.
Lotte-Branz-Straße 14 80939 München
Tel. 089-316 95 00 Fax. 089-316 51 00
E-Mail: aa-kontakt@anonyme-alkoholiker.de
www.anonyme-alkoholiker.de

ÖSTERREICH
Anonyme Alkoholiker AA
Zentrale Kontaktstelle, Region Mitte
Tel. Auskunft: 0662/35218, tgl. 19.30-21.30
Alkohol-Beratungsstelle der Bezirkshauptmannschaft (Sozialamt)
Dr. Adolf-Schärf-Platz 3/2. Stock 5400 Hallein

SCHWEIZ
Hotline Anonyme Alkoholiker Schweiz – 0848 848 885 (24h)
Zentrale Dienststelle der Deutschen Schweiz
Wehntalerstrasse 560 8046 Zürich
Telefon 044 370 13 83 Fax 044 370 13 84 info(at)anonyme-alkoholiker.ch

Al-Anon Familiengruppen,
Al-Anon / Alateen Zentrales Dienstbüro
Emilienstr. 4 D-45128 Essen
Telefon: 0201 - 77 30 07 Telefax: 0201 - 77 30 08
ZDB@Al-Anon.de Homepage AA: www.anonyme-alkoholiker.de

Narcotics Anonymous
NA Service Komitee Postfach 11 10 10 64225 Darmstadt
mail: info@narcotics-anonymous.de

Anonyme Spieler (GA) Interessengemeinschaft e.V.
Eilbeker Weg 20 22089 Hamburg
Tel. : 040-209 90 09 Fax : 040-209 90 19
E-Mail: verein@anonyme-spieler.org ww.anonyme-spieler.org

Emotions Anonymous (EA) Selbsthilfegruppen für emotionale Gesundheit EA-Kontaktstelle Deutschland und Österreich
Katzbachstraße 33 10965 Berlin
Tel: (+49) (0) 30 - 7 86 79 84 Fax: (+49) (0) 30 - 78 89 61 78
info@emotionsanonymous.de

EA Kontaktstelle Schweiz und Fürstentum Liechtenstein
Post: Postfach 228, CH-4016 Basel
Tel.-Auskunft: (+41) (0)79-684 45 12 (Anrufbeantworter)

AS (Anonyme Sexsüchtige)
Postfach 1262 76002 Karlsruhe
Tel.+49(0)175- 7925113

S-Anon Deutschland
Postfach 110545 28085 Bremen
Tel: 0175-6840010

SLAA (AL) Anon. Beziehungssüchtige
(Sex- and love addicts Anonymous)
Brodersenstr. 85 81929 München

CODA (Anonyme Beziehungssüchtige)
Krippfeldstr. 4 82110 Germering
Tel./Fax 089-8418872

Anonyme Arbeitssüchtige (Workaholics A.)
Am südlichen Turm der ev. Stadtkirche in KA am Marktplatz, Eingang von der Pfarrer-Löw-Strasse, 76133 Karlsruhe
Tel: 0721/670219 Email: karlsruhe@arbeitssucht.de

MTC - Make Today Count –
Selbsthilfegruppe für lebensbedrohlich Erkrankte
An der Halde 3 87463 Schrattenbach
Tel: 08374/9978

Overeaters Anonymous
Selbsthilfegruppe für Menschen mit Essstörungen (Ess-Sucht, Ess-Brechsucht, Magersucht) Arbeit mit dem 12-Schritte-Programm der Anonymen Alkoholiker
Postfach 106206 28062 Bremen
Tel.: 0421/327224 Fax: (02151) 77 94 99 ww.overeatersanonymous.de

SCHWEIZ
Overeaters Anonymous
Postfach 2371 8021 Zürich
Tel.: +41 (031) 332 34 52